山本健人

JN003788

がんと癌は違います

知っているようで知らない医学の言葉55

GS

幻冬舎新書

617

はじめに

「患者は意識不明の重体です」
「死亡の原因は心臓麻痺です」
「あなたの怪我は全治3カ月です」

これらはいずれも、医師が使うことのない表現である――。

そう言うと、驚かれる方が多いのではないでしょうか？

「意識不明の重体」「心臓麻痺」「全治」といった言葉は、ニュースや小説、ドラマなどで使い古され、その意味は広く知られています。にもかかわらず、これらは医療現場では使われることがなく、私たちがカルテに書くこともない言葉なのです。

一方で、実在するれっきとした医学用語であるにもかかわらず、その意味が誤って理解されているものもあります。例えば、こんなセリフを見てください。

「ちょっと疲れが溜まっていたのか、貧血を起こしてしまいまして……」

「小学生の頃に盲腸で手術を受けたことがあります」

もちろん、誰もがこのセリフの意味を即座に理解することでしょう。私たち医師も「何が言いたいのか」は分かります。しかしながら、この「貧血」や「盲腸」は、医学的には全く間違った意味で使われているのです。

多くの人が日常的に使っていて、それが指す意味も広く共有されているのに、です。


なぜ、こんな不思議なことが起こるのでしょうか？

その理由を探ってみると、人体の仕組みや病気のなりたち、症状の起こるメカニズムが分かるようになります。普段誰もが当たり前のように使っている言葉を専門的な視点で見直すと、とても興味深い事実が見えてくるのです。


他にも、「みんながよく知っているようで、実はきちんと理解していない言葉」はたくさんあります。

例えば、「新型コロナ」という言葉の意味を考えてみてください。

これは、病名でしょうか？

それとも、病原体の名前でしょうか？

「新型」というくらいなら、「旧型」も存在するのでしょうか？

もし存在するなら、それは何を指すのでしょうか？

「新型コロナの約8割は軽症で、風邪に似た症状でおさまってしまう」

すでによく知られた話です。

では、「風邪に似た症状」とは、具体的にはどんな症状のことなのでしょうか？

「風邪」とはどういう意味の言葉で、「風邪」と「新型コロナ」は何が違うのでしょうか？

これまで1年以上にわたって世間を賑わせ、テレビや新聞に幾度となく登場した「新型コロナ」という言葉ですら、その意味を正確に説明するのは簡単ではありません。

書店の健康本や、コンビニに並ぶ週刊誌に目を向けてみてください。

「免疫力」という言葉が躍っているはずです。

「免疫力を鍛えてコロナを防ぐ」

「免疫力でがんを治す」

「○○を食べて免疫力アップ」

こうしたキャッチコピーに数え切れないほど出会えるでしょう。

ところが、実は「免疫力」という医学用語は存在しません。医学用語辞典には載っておらず、教科書でも学べない、不思議な言葉なのです。

なぜでしょうか？

巷《ちまた》では、一体どういう意味で使われているのでしょうか？

「免疫力」という言葉には、何とも体に良さそうな響きがあります。もし「免疫力を上げること」に貴重なお金と時間を割くのなら、その正確な意味は知っておきたいでしょう。

このように、本書では医学にまつわる用語を多数取り上げ、中高生でも分かる言葉で、その意味を分かりやすく解説しました。

ただし、私はこの本を辞典や参考書のように使ってほしいわけではありません。

むしろ、ワクワクしながら読み、医学という世界の面白さを味わってほしい。

「なるほど！」と何度も膝を打ち、知的好奇心を心地よく満たしてほしい。

そんな思いでこの本を書きました。

読み終わったら、ぜひ、もう一度ここに戻ってきてください。

ここに書いた全ての疑問に答えが得られ、きっとクリアな視界が広がっているはずです。

はじめに 3

第1章 実は医者が使わない言葉 15

意識不明――「意識を失っているか否か」だけでは不十分 16
重体――重体・重傷・重症はどう違う？ 21
全治〇カ月――多くの病気は「治った」が言えない 26
危篤――「生命の危うい状況」はどう伝えるのがいいのか 29
容体――容体・病態・病状はどう違う？ 31
ショック症状――心理的な衝撃とは全く関係なし 33
心臓麻痺――漫画や小説ではたくさん死んでいるけれど…… 36
ご臨終――死亡確認は挨拶ではなく重要な診療行為 43
脱水症状――水分が不足すると体では何が起きるか 46
ばい菌・雑菌・菌――「除菌」「殺菌」はウイルスには効かない？ 49
コロナ――新型？ 旧型？ 病名？ ウイルス名？ 54
末期がん――「ステージⅣ」は末期がんではない 58
コラム① 新型コロナが治ったことは検査で証明できない？ 61

第2章 間違いやすい医学用語 65

貧血――立ちくらみは「貧血を起こした」から？ 66
リンパ腺――「腺」とは何かを分泌する臓器 69
ヘルニア――シュークリームからクリームが飛び出た状態 72
がんと癌――医学的には全く意味が違う 75
心停止――心臓が動いていても「心停止」 79
低酸素脳症――酸素が足りなくなる「原因」はいろいろ 83
血を吐く――「血を吐いて倒れる」のはなかなか大変 86
先進医療――最先端だからよく効くとは限らない 89
複雑骨折――バラバラに砕けていなくても「複雑骨折」 94
ヘルペス――人生に大きく関わるヘルペスウイルス 96
コラム② ○針縫った？ 100

第3章 あだ名で呼ばれている病気 103

脱腸――「腸」という臓器は存在しない 104
盲腸――昔は悪化して見つかるケースが多かったために…… 106

水虫——「しらくも」「いんきんたむし」「ぜにたむし」も原因は同じ 108
ものもらい・はやり目——ものもらい、またの名は「目ばちこ」 111
肋膜炎——「肋膜」という膜はない、病気もない 112
蓄膿——「鼻」とは全く関係ない言葉なのに…… 113
痔——「いぼ痔」「きれ痔」「あな痔」は違う病気 116
整形外科領域のさまざまなあだ名——四十肩、突き指、ぎっくり腰etc. 118
コラム③ 医療従事者は左右をよく間違える 121

第4章 分かりにくい医者の言葉 125

侵襲——患者さんの体に与えるダメージ 126
ステージ——決め方・段階はがんの種類によって全く違う 130
治る——患者さんからの「治りますか?」に答えるのは難しい 132
認める——なぜ「ある」ではなくて「認める」なのか 138
既往——なぜ初診で必ず聞かれるのか 140
清潔と不潔——白衣は「不潔」、麻酔科医も「不潔」 143
感受性——心とは全く関係ない不思議な医学用語 147
蘇生——亡くなった人を蘇らせる? 151

死因――全ての死因は「心不全」「呼吸不全」？ 153
癒着――傷が治る過程で起こる正常な反応 158
様子を見る――「何もしてくれない」と思われがちだが…… 159
コラム④ まだまだある医学用語の数々 162

第5章 医療ドラマに出てくる医学用語 169

インオペ――「インオペかどうか」は外科医の腕次第？ 170
コード・ブルー――ブルーだけでなくレッド、ホワイト、イエローも 176
研修医・レジデント・フェロー――若手医師の呼び名の正解は？ 178
総回診――あんなに広がって歩いたら邪魔 185
クランケ――今も根強く残るドイツ語 190
医局――インフラとしての医療を維持する仕組み 192
成功と失敗――手術が終わった時点ではどちらも言えない 196
コラム⑤ 外科系ドラマに出てくる業界用語 201

第6章 著名人の不思議な病名 207

突発性虚血心不全――存在しない病名から推測する 209
大動脈剥離――大動脈が裂ける仕組みから推測する 211
全身がん――全身のあらゆる臓器でがんが発生？ 215
多臓器不全――正確な病名だが何の病気か分からない 219
コラム⑥ 実は使いづらい白衣とナースキャップ 222

第7章 健康に関わる身近な言葉 225

免疫力――免疫の仕組みは「上がる」「下がる」では捉えられない 226
自律神経――意思とは無関係に体を自動調節 231
胃腸にやさしい――「胃腸に良い」を医学的に定義してみる 235
風邪――「急性上気道炎」と呼ぶと分かるたくさんのこと 240

おわりに 244
参考文献 247

イラスト　豊島愛（キットデザイン）
図版・DTP　美創

第1章
実は医者が使わない言葉

医療に関する報道の中でよく使われる言葉で、一見専門用語のようで、実は医療者が全く使わないものがたくさんあります。また、健康食品や衛生用品などに書かれた用語にも、医学的には意味が理解しづらい、「専門用語ふうの」不思議な言葉があります。

もちろん、一般的に長く使われていて、多くの人が意味をよく理解しているのであれば、ことさらに正確さを追求する必要はないでしょう。特に報道用語などは厳しい基準のもとに使われていますし、医療現場で使わないからといって「間違い」とは言えません。

一方で、普段身近なところで耳にする用語を、私たち医師がどんなふうに捉えているのか、なぜ医療現場では使わないのか、どんな言葉に言い換えるのが適切かを知ると、きっと面白い世界が見えてきます。

この章では、医学に興味を持っていただくことを目的に、よく見る「ちょっと不思議な医学用語」を解説してみたいと思います。

意識不明――「意識を失っているか否か」だけでは不十分

ニュースで「意識不明」という言葉をよく耳にします。ドラマなどでも、救急車で搬送されてきた患者さんに関して医療スタッフが、「意識不明です」と説明するシーンがよくあります。

実は、この「意識不明」という言葉を、私たち医療者が現場で使うことはほとんどありません。全くない、とは言いませんが、少なくとも私は一度も使ったことがありませんし、周囲のスタッフが使っているのを聞いたこともありません。もちろん、医学用語辞典にも載っていません。

なぜでしょうか？　その理由を分かりやすく説明します。

まず、『広辞苑 第七版』を見ると、「意識不明」は「意識を失った状態」と説明されています。もちろん医療現場では「意識を失った状態」の患者さんはたくさんいるのですが、意識の異常を表す際に使う用語は、「意識不明」ではなく「意識障害」です。

重要なのは、「意識を失っているか否か」の二択ではなく、「意識がどのくらい障害されているか」です。医療現場では、意識障害のレベルを厳密に、段階的に言い表さなければならないからです。

例えば、「昏睡状態で、呼びかけにも反応せず、痛みの刺激を与えてもピクリともしない患者さん」はもちろん「意識障害」ですが、「意識がはっきりしているように見えるが、話しかけると何となく受け答えが怪しい。名前は言えるが、場所や日付が言えない患者さん」も「意識障害」です。

しかし、その程度の差は大きく、重症度は異なります。当然、想定する病気も、その後の対応も変わってくるため、この「程度の差」を厳密に表現しなければなりません。

そこで、医療現場では「意識レベル」という言葉を使って意識障害の程度を数字で表現します。この表現の方法は複数あるのですが、例えば日本でよく使われる「Japan Coma Scale（ジャパン・コーマ・スケール）」という基準を見てみます。この基準では、意識レベルを0、1、2、3、10、20、30、100、200、300の10段階に分けます。数字が大きいほど意識の状態は悪い、というルールです。

ちなみに、

0、1、2、3は1桁

10、20、30は2桁

100、200、300は3桁

なので、「意識レベルはJCS3桁です」と大雑把に表現することもあります。これだけでは100、200、300のどれかは分かりませんが、緊急の場面で大体のイメージを相手に迅速に伝えることができるのです。

また、意識が「どのくらい障害されたか」だけでなく、「どう変化したか」をきちんと把握することも大切です。病状は、刻一刻と変化します。「さっきまで元気に話せていた人の意識レベルが急速に落ち、全く話せなくなる」といったケースはよくあります。このようなとき、

「1時間前はJCS10だったが、10分ほど前に100に落ち、現在は300になっている」といったように、意識レベルの変化を的確に表現しなければなりません。

逆に、何らかの治療を行ったときは、「JCS100だったのが、1時間かけて徐々に10まで回復してきた」と表現すべきケースもあるでしょう。

こうした共通の「ものさし」で意識レベルの変化を正確に伝達し、記録することによって初めて、意識レベルの悪化や改善をきちんと把握できるのです。

もし私たちが、患者さんの状態について「意識不明です」と説明されても、「では意識レベルはどのくらいですか？」と必ず聞き返すことになります。「意識不明」だけでは、患者さんの意識状態に関する情報は正確に伝わらないのです。

ところで、ニュースなどで「意識不明」という言葉を聞くと、皆さんはどういう状態をイメージするでしょうか？　例えば、よく知られた芸能人が事故に遭うなどして「意識不明だ」と言われるとどうでしょう？

細かいことはよく分からないとしても、とにかく「かなり重い状態だ」と感じ、ショックを受けるのではないでしょうか？　実際、報道を見ていると、「意識の状態」は怪我や病気の重さを決める最も重要な指標と考えられている印象を持ちます。

一方、私たちの感覚では、意識レベルは患者さんの状態を表す多くの指標のうちのたった一つに過ぎません。たとえ意識レベルが低くてもさほど命に関わらない、ということはしばしばあります。原因によっては、適切な治療によって短時間で意識が回復する、というものもあります。

例えば、糖尿病の患者さんが血糖値を下げる薬を使い、その量が適切でなかったために、むしろ低血糖になって昏睡状態で搬送されることがあります。低血糖による意識障害は、「血糖値が低いこと」が原因ですから、ブドウ糖を注射するだけであっという間に意識が回復します。

逆に、「意識レベルは正常なのに命に関わるほど重症」というケースもあります。

例えば、敗血症（感染症によって重い臓器の障害が起こった状態）[*1]で「生命の危機」と言えるほど重い病状の患者さんでも、ほぼ普段通り話せることはあります。ご本人も重症であることを全く自覚していない。そんなことすらあるのです。

「意識が正常かどうか」だけが、必ずしも患者さんの病気の重さを決めるわけではない、ということです。

ちなみに、意識レベルを含む、患者さんの命を左右する要素のことを「バイタルサイン」と呼びます。バイタルサインには、意識レベルの他に、血圧、脈拍、体温、呼吸状態が含まれます。意識レベルだけでなく、それ以外のバイタルサインが正常か異常かによって、病気の重さは大きく変わってきます。

「呼吸状態が悪く、血圧も下がっている」というと極めて危険な状態ですが、これでも意識がはっきりしていて普通に話せることはあります。意識レベルは、バイタルサインの一つに過ぎないからです。

よって、私たちが「意識不明です」と言われると、意識レベルを問い返したのち、さらに、「(他の)バイタルサインはどうですか?」と必ず尋ねることになります。「意識不明」だけでは、患者さんがどんな状態にあるかが分からないからです。

重体――重体・重傷・重症はどう違う?

ニュースなどで、「意識不明」とセットでよく使われるのが「重体」です。「意識不明の重体」は、報道では決まり文句と言ってもよいでしょう。

実はこの「重体」も、医療現場では使われない言葉です。また、似た言葉に「重傷」がありますが、これもあまり使うことのない表現です。

「重体」を『広辞苑 第七版』で調べてみると、「病気・負傷の容体がおもく危険なこと」と説明されています。一方「重傷」は、「重いきず。大きな負傷。ふかで」とあり、辞書的な定義としては、前者が病気と外傷の両方に使えて、後者が外傷のみに使う、という違いはあるものの、傷病の「重さ」には大きな違いがないように見えます。

ところが、報道で用いられる場合は明確な使い分けがあるのだそうです。[*2]「重体」は「命の危険にさらされている状態」を指し、「重傷」よりは「重体」の方が重いのです。

医療現場では、こういう使い分けももちろんありません。

なぜなのでしょうか?

まず、「患者さんの病気や怪我がどれほど重いか」を表現するときに、「重体と重傷に二分する」という発想がありません。「意識レベル」と考え方は似ていますが、「病気の重さ」は、「重い」と「軽い」の二者択一ではなく、より重いレベルからより軽いレベルまで、なだらかに変化するグラデーションがあるからです。「ある一線を超えると命に関わる」というような明確なラインを設定できるわけではありません。

また、病状は時間とともに刻一刻と変化します。徐々に悪くなったかと思えば、治療によって短時間で良くなることもあります。患者さんの状態は、しばしば「重い」と「軽い」の間を行ったり来たりするのです。ある瞬間が「重体」なのか「重傷」なのかを区別することは、医学的にはあまり意味のない行為でしょう。

また、外傷のときだけしか使えないのであれば、「重傷」も医療現場では少し使いづらい言葉です。なぜなら、重度の外傷を負った患者さんは、**最初のきっかけが外傷であるだけで、それ以後体に起こる「悪い変化」は、重い病気によって起こるものとしばしば同じだから**です。

例えば、交通事故でお腹の中の臓器を損傷したケースでも、その後に肺炎などの感染症を起こしたり、静脈に血栓ができて肺に詰まったり、脳梗塞を起こしたりと、さまざまな体の不具合が生じます。結果として、外傷以外の病気が致命的になるケースはとても多いのです。

実際、重い外傷の患者さんを診療しているうちに、外傷によって起こった変化と、病気によって起こった変化を完全に二分できなくなります。きっかけが外傷だろうと病気だろうと、体のバランスが崩れた結果、体には同じ変化が起こりうるからです。

むろん、最初のきっかけとなった外傷そのものが大きいか小さいか、という区別は必要だろう、という意見はあるでしょう。それならば、何をもって「重い」とするか、という線引きが大切になります。

そこで医療現場では、大きな外傷に対して比較的しっかりした定義を持つ「高エネルギー事故（外傷）」という言葉を用いるのが一般的です。

高エネルギー事故の定義は次ページの図の通りです[*3]。

医師の主観に基づいて漠然と「重い外傷」とするのではなく、その重さに関する情報を客観的に共有するための定義が必要なのです。

高エネルギー事故

車両事故の場合	●同乗者の死亡 ●車外への放出 ●車の高度な損傷（変形・破損）
歩行者もしくは自転車事故の場合	●車に轢かれた ●車に5m以上跳ね飛ばされた、もしくは時速30km以上の車との事故
バイク事故の場合	●運転手が離れていた（飛ばされた）、もしくは時速30km以上のバイク事故
その他	●機械器具に巻き込まれた ●体幹部を挟まれた ●高所からの墜落（6m以上または3階以上） ※小児の場合：身長の2〜3倍程度の高さからの墜落

出典：『改訂第5版外傷初期診療ガイドラインJATEC』（へるす出版）一部改変

　このように、報道で「重体」や「重傷」という言葉が使われていても、患者さんの状態が必ずしも的確に表現されているわけではありません。誤解のないよう、注意が必要です。


　ところで、「重傷」と同じ音を持つ言葉に「重症」があります。実は「重症」の方は、私たちもよく使う正確な医学用語なのです。

　なぜ「重傷」や「重体」と違って、「重症」は正確な用語と言えるのでしょうか？

　一つには、「重症」がつく病気、つまり「重症急性膵炎」や「重症筋無力症」のような名前には、厳密な定義があるからです。

　例えば「重症急性膵炎」は、単に医師が主観的に「割と重そうな急性膵炎だ」と考えて「重症急性膵炎」と呼ぶのではありません。細かく定められた「重症度判定基準」と呼ばれるスコアリングシステムがあり、一定の水準を超えれば重症と定義する、という厳密なルールがあるのです（「重症急性膵炎」は厚生労働省が定める特定疾患（難病）で、医療費の全額が公費で負担されるため、当然その診断基準は厳密です）[*4]。

やはりここでも、明確な定義があるかどうかが大切だということが分かります。

むろん、現場で患者さんの状態について「かなり重症です」と一般的な「重症」の漠然とした定義を使って説明することはあります。また、「インフルエンザにかかって重症化する」といったように、厳密な定義を意識せずに「重症化」という言葉を用いることもあります。

しかし、患者さんの立場としては、「重症とはどういう状態を指すのか」を医師から具体的に聞いておく必要があります。

例えば、医師が「インフルエンザが重症化した」と言うときは、重い肺炎や脳症などの「命に関わる状態」に発展した、かなり限られたケースを指します。一方、患者さんは、40度前後の高い熱が出たり、食欲が落ちて点滴をしたりする状態でも「重症」と捉えていることがあります。

言葉の定義が一致していなかったせいで、医師と患者さんの間で思わぬ誤解が起こってしまうこともあるのです。もちろん医師の側も、あいまいに使われやすい言葉ほど、その意味をきちんと説明しておくべきだと言えるでしょう。

なお、報道では、「重傷」に対して「軽傷」という言葉も使われます。これにも定義があり、「重傷」が全治1カ月以上、「軽傷」は全治1カ月以内の怪我を指すようです。[*2]

一方、医療現場ではこのような使い分けをしておらず、「全治」という言葉も使いません。

そもそも、「全治」とは一体どういう意味なのでしょうか？

次の項で「全治」について見てみましょう。

全治○カ月──多くの病気は「治った」が言えない

ニュースで「全治3カ月」のような言葉を聞くことが多いためか、病院で患者さんから「全治何カ月ですか？」と聞かれることがよくあります。

一方、私たちは医療現場で「全治」という言葉を使うことはありません。その理由は単純で、「全治＝病気や怪我が完全に治った状態」を定義するのが難しすぎるからです。

例えば、骨折などの大怪我をして手術を受け、退院して日常生活に戻れたら、その時点で「完全に治った状態」と言っていいでしょうか？

もちろんそんなことはないでしょう。退院後も定期的に通院し、医師の診察や、レントゲンなどの検査を受けなければなりません。この状態を「完全に治った」とは言えないはずです。

定期的な診察や検査が必要だということは、その結果として異常が判明すれば何らかの治療を追加する可能性がある、ということを意味するからです。

そのうち、「1年後にMRI検査を予約しましょう」と指示されるかもしれません。1年間も通院しなくていい状態ではありますが、MRI検査の結果次第で何らかの治療を追加する可能性があるなら、やはり「治った」と言い切ることはなかなかできません。

では、どのくらいの時間が経ち、どんな状態になれば「治った」と言っていいのでしょうか？　そう考えると、「治った状態」を医学的に定義することが、いかに難しいかが分かります。

もちろん、これは外傷に限った話ではありません。

例えば、がんの患者さんが手術を受け、がんを体から取り去ることができても、医師はその時点で「治りました」とは伝えません。一定の確率で再発が起こるため、それ以後5〜10年といった長いスパンで再発が起こらないかどうかを慎重に見ていかなければならないからです。

あるいは、術後に再発の予防を目的に、抗がん剤治療を受けていただくこともあります。「予防」とは言え、あくまで「がん治療」の一環ですから、「治った」どころか、むしろ「治療継続中」でしょう。

糖尿病や高血圧などの生活習慣病も同じです。生活習慣病の多くは、長期的に通院し、薬を飲み続けなければならない病気です。もし病状が改善して薬を飲む必要がなくなったとしても、適度な運動や節制を続ける必要があります。

多くの病気が、治療を継続しながら長期的に「付き合っていく」タイプの病気であり、どこかで「治る」ものではない、と言えます。

しかし、誰もが社会生活を送っている以上、少なくとも「社会復帰できるタイミング」はどこかに設定しなければなりません。医学的に「治癒」を定義できなくとも、社会的に「治癒」を定義しなければ社会が立ち行かない、ということです。

ここで言う社会的な「治癒」とは、具体的には「職場に復帰できること」や「日常生活に戻れること」などを意味します。

例えば、私たちは交通事故で怪我をした患者さんに診断書を書く機会が多いのですが、ここには「治療期間の目安は〇日」といった記載をするのが一般的です。治癒までの期間を正確に予想することはできませんが、「社会復帰までにかかる期間」は便宜上数字で示さないと、職場も役所も保険会社も困るからです。

そこで、医師はあえて（社会からの無言の要請に応える形で）「このくらいになれば何とか社会生活が可能になるだろう」というタイミングを漠然と予測し、これを患者さんに伝えることになるのです。

報道などで言われる「全治◯カ月」は、このような背景で医師がやむを得ず口にした数字が使われている、と考えるとよいでしょう。

むろん、医学的には治癒までの期間を明言すること自体に無理があるのですから、経過次第でこの期間は変わりえます。全治3カ月程度だと予測していた患者さんに、思わぬ病状の変化が起き、さらに1カ月社会復帰が遅れる、といったことは少なくありません。

病状がどのように変化するかは、どんな名医であっても正確に予想できません。したがって、病院で医師に「全治何カ月ですか？」と尋ねても、決して「3カ月ですよ」といったシンプルな答えは返ってこないのです。

なお、脳卒中の後遺症などで手足に麻痺が生じたケースでは、一定期間が経過すると症状が固定し、どうしても回復が見込めなくなります。この場合は、診断書に「症状は固定しており、これ以上の回復は困難と思われる」といった形で記載することになります。

リハビリをして社会復帰ができるようになっても麻痺は残っている、つまり、到達地点が「全治＝完全に治った状態」ではない場合もあるということに注意が必要なのです。

危篤――「生命の危うい状況」はどう伝えるのがいいのか

「危篤《きとく》」は、昔からドラマや小説などでよく使われる耳慣れた言葉ですが、実は医療現場で使われることはほとんどありません。

これまで通り「危篤」を『広辞苑 第七版』で調べると、「病気や怪我が重く生命の危ういこと」と書かれています。辞書的には「重体」とあまり意味の違いはなさそうで、その点で言えば、前述の「重体」と同じ説明ができます。

つまり、患者さんが「生命の危うい」くらい危機的状況に陥っているなら、むしろその状態を医学的な用語を使って具体的に説明することが必須になります。これは前述した通り、血圧や脈拍、呼吸の状態、意識レベル、検査の結果などを説明し、「どのくらい悪いか」を明確にプレゼンテーションする、ということです。

「危篤」というだけでは単に「ものすごく病気が重い」と言っているだけですから、患者さんの病気に関する具体的な情報は相手に伝わりません。

もし「危篤」を使う場面があるとしたら、患者さんが命の危機に瀕《ひん》した際、ご家族に患者さんの状態を、あえて直感的に分かりやすい言葉で表現したいケースで、「いわゆる危篤状態です」と言うことはあるかもしれません。

ただ、こうしたあいまいな言葉を使うよりは「死の危険があります」と直接的に伝える方がよい、というのが私の考えです。「家族が亡くなる恐れがある」という重大な事実を伝えるべき場面で、お茶を濁して婉曲な言葉を使った結果、切迫した状況が正確に伝わらないと、かえって大きなトラブルを招く恐れがあります。

例えば、亡くなるタイミングで病院に来ることができなかった親族の方から、「こんなに危ない状態だったのなら、もっとはっきり言ってほしかった」とお叱りを受ける可能性もあるのです。

なるべくご家族にショックを与えたくない、という配慮から、「危篤」のような少しあいまいな表現を好む医師もいるでしょう。しかし、ご家族の側としては、医師に対して「危篤」を具体的に言語化してもらった方が、結果的には安心です。

容体——容体・病態・病状はどう違う？

「容体《ようだい》」も、やはりテレビなどでよく聞く言葉です。医療ドラマでも、「容体は？」と医師が看護師に尋ねたりするシーンをよく見ますね。

現実には、「容体」という言葉を医師が使うことはほとんどありません。少なくとも私は一度も使ったことがありませんし、周囲のスタッフが使うのを聞いたこともありません。

もし、現場に初めて出てきたばかりの新人研修医が「容体」などと言っていたら、上司からきっと「そんな医学用語はない」と指摘されるはず、と言えるくらいの違和感があります。これは、「患者さんの怪我が……」とプレゼンテーションする新人に対して上司が「外傷と言いなさい」と指示するのとほぼ同じニュアンスです。「きちんとした医学用語を使いなさい」という意味です。

では、患者さんの状態を表すとき、どんな用語を使うのでしょうか？
最もよく使われるのは、「病態《びょうたい》」です。他にも、単に「状態」や、「全身状態」と言うこともよくあります。

一方、これまで本書で何度も使ってきた「病状」は、医療スタッフ同士ではあまり使いません。ただし、患者さんやご家族に病気の状態について説明する際、最も分かりやすく、一般的によく知られた言葉であることが理由で「病状」を使うことはあります。

『広辞苑 第七版』によると、

容体：病気や怪我の様子。病状。
病態：病気の容態。病状。
病状：病気のありさま。病気の容態。病気の経過。

とあり、一般的に使われる場合、意味の違いはほとんどないと考えていいようです。一方、医学用語として使う場合は、「病態」が最も正確で一般的です。

こうした背景から、医師は患者さんに、何の説明もなく使い慣れた「病態」という言葉を使うかもしれません。このときは、一般によく使われる「容体」や「病状」と同じような意味で捉えていただければと思います。

ショック症状——心理的な衝撃とは全く関係なし

一般によく使われているにもかかわらず、本当の意味がほとんど理解されていない不思議な言葉が「ショック」です。例えば、「ショック死」「ショック症状」「ショック状態」などは一般によく聞くのですが、多くの場合、医学的には正確な意味で使われていません。

「ショック」の最もよく使う一般的な意味が、「予期しないことに出会ったときの心の動揺。心理的衝撃」(『広辞苑 第七版』)であるため、このイメージで「ショック」という用語を捉えている人が多いのです。

例えば「ショック死」を、「精神的に耐えられないほど衝撃的な出来事に直面して死亡する」といった意味で使っている人もいて、「びっくりして〝ショック死〟してしまった」といった(医学的には)不可解なセリフを聞くこともあります。実際には、心理的な衝撃が強すぎただけで人が亡くなる、ということはまずありえません。

また、「ショック症状」や「ショック状態」も、心理的な要因とは全く関係のない言葉です。

「ショック」の医学的に正しい意味は、

「生体に対する侵襲あるいは侵襲に対する生体反応の結果、重要臓器の血流が維持できなくな

体中に十分に血液が行き渡らなくなる原因

循環血液量減少性ショック **hypovolemic shock**	→	出血、脱水、腹膜炎、熱傷など
血液分布異常性ショック **distributive shock**	→	アナフィラキシー、脊髄損傷、敗血症など
心原性ショック **cardiogenic shock**	→	心筋梗塞、弁膜症、重症不整脈、心筋症、心筋炎など
心外閉塞・拘束性ショック **obstructive shock**	→	肺塞栓、心タンポナーデ、緊張性気胸など

出典：日本救急医学会・医学用語解説集「ショック」より

り、細胞の代謝障害や臓器障害が起こり、生命の危機にいたる急性の症候群[*5]」です。

もちろんこれだけでは〝ちんぷんかんぷん〟でしょう。分かりやすく言い換えると、**「何らかの重い病気が原因で、体中に十分に血液が行き渡らなくなり、各臓器がうまく働かなくなって命の危機に瀕した状態の総称**」となります。重要なのは、ショックとは「十分に血液が行き渡らない状態」である、ということです。「体中に十分に血液が行き渡らなくなる原因」にはさまざまなものがあり、上の図のように大きく4種類に分類されます。

これらの専門用語を覚える必要は全くありませんが、実例を聞けば「十分に血液が行き渡らない状態」であることはイメージしやすいと思います。

例えば、心筋梗塞のような心臓の病気で、心臓がポンプとしてうまく働かなくなり、十分な量の血液を体に送り出せなくなって「ショック」になる。あるいは、ポンプそのものは正常でも、大量に出血して血液が失われると、各臓器に血流が不足して「ショック」になる。

いずれにしても、**「ショック」という状態は「血のめぐり」に問題が生じたものである**、ということがよく分かると思います。冒頭で書いた一般的なイメージとは状況が全く違うのです。

また、「ショック」は確かに「命の危機に瀕した状態」なのですが、「ショック」の状態を経て死に至ったとしても、それをあえて「ショック死」と呼ぶことはあまりありません。

ショックの原因は心筋梗塞であったり胃潰瘍からの大量出血であったりと、それはもうさまざまで、患者さんが亡くなったとしても、その死を「ショック死」と単純に表現できるものではありません。むしろ、「ショック」の原因となった病気こそが「死の原因」です。

ちなみに、医学用語辞典には「ショック死」という見出し語はあるのですが、「医学用語というよりも一種の通俗的死因名に分類されている」（『南山堂医学大辞典』）、「通俗的死因名で、厳密には医学用語ではない」（『医学書院医学大辞典 第2版』）と、あいまいな記載にとどまっています。

一方、「ショック状態」という言葉にやや違和感があるのは、「ショック」そのものが「状態」を表す言葉であるために、意味の上で「状態」が重複するからです。つまり、患者さんの状態を表現したいなら単に「ショック」でいい、ということです。むろん「ショック状態」が間違いとまでは言えませんし、「ショック状態」を使う医療スタッフがいてもおかしくないとは思います。

他方、「ショック症状」という言葉には、もっと耐えがたい違和感があります。ショックに伴って全身に生じる症状は多種多様です。それは確かに「ショックによって起こる多くの症状」ではあるのですが、それを単一の症状であるかのように「ショック症状」と表現することはありません。

いずれにしても「ショック」という状態があまり知られていないため（専門的なので当然なのですが）、ショックを使った言葉も本来の医学的な意味とは異なっている、と考えるべきなのでしょう。

心臓麻痺——漫画や小説ではたくさん死んでいるけれど……

以前、大人から子供まで幅広く人気を博した、『DEATH NOTE デスノート』という漫画がありました。アニメ化、映画化され、一種の社会現象になるほど有名になった、私も好きな作品です。

この中に、「人を思い通りに死なせることができる死神のノート」が出てきます。偶然このノートを拾った主人公によって、多くの人が「心臓麻痺」で突然死していく、というストーリーでした。

「心臓麻痺」は、『デスノート』に限らずさまざまなドラマや小説などでよく見る言葉なので、こういう「病気」が実在すると思っている人も多いのではないかと思います。

しかし、実は「心臓麻痺」という病気はなく、教科書にも載っておらず、カルテや診断書に書いたことも一切ありません。医師になってから口にしたことすらない、という代物です。

そういう名前の病気が存在しないのですから、仕方がありません。一般に広く知れ渡っているにもかかわらず、実在しない架空の病気なのです。なぜこのような病名が使われるようになったのかは、調べてみても判然としません。

ただし、「心臓麻痺」は一般的な辞書には載っていて、そこには「心臓の機能が急に不全となり停止すること」（『広辞苑 第七版』）と書かれています。つまり、辞書的には「心不全で心臓が止まる状態」を意味する言葉のようなのです。

ところが、漫画や小説に出てくる「心臓麻痺」を、医学用語としての「心不全」に置き換えることは決してできません。

なぜでしょうか？

まず、心不全は原因というより結果です。心不全の原因となる心臓の病気はさまざまで、心筋梗塞、心筋症、弁膜症、心筋炎、心内膜炎、心膜炎、心臓腫瘍など、とにかくたくさんあります。これらが悪化した結果として、心不全になるのです。

「心不全で亡くなった」というのは、「心臓のポンプ機能に問題があって亡くなった」という意味しかありません。「何が原因で心不全になったのか」が分からない限り、亡くなった根本的な原因は分からないままです。

そう考えると、「心臓麻痺で亡くなった」と言うときの、「心臓麻痺」の持つニュアンスとは全く違うことが分かります。

また、「心臓麻痺」という架空の病気と「心不全」の違いとして最も決定的なのは、「心臓麻痺」が「突然死んでしまう病気」をイメージして使われていることです。

もし、「心臓麻痺の患者さん」がいたとすると、それは「病院に通いつつ薬を飲んでいる心不全の患者さん」ではありえないし、「突然胸が痛くなって病院に行き、心筋梗塞と診断されて治療を受ける患者さん」でも決してないはずなのです。

「心臓麻痺」はすべからく、「突然心臓が止まり、そして次の瞬間死亡するような病気」でないといけません。そうでないと、『デスノート』をはじめ、「心臓麻痺」を使うエンタメは成立しないわけです。

病院では「心不全の患者さん」が適切な治療を受けて社会復帰したり、薬を飲みながら通院したりしています。やはり、「心臓麻痺」は「心不全」とはずいぶんかけ離れた概念であることが分かるでしょう。

では、「心臓麻痺」が「心不全」でないとしたら一体どんな病気なのでしょうか？

今度はGoogleで検索してみます。一番上にウィキペディアの「心臓麻痺」のページが現れます。「医学的な言葉ではなく」とした上で、「相当する医学用語はVf（心室細動）であると思われる」と書かれています。「心室細動」とは、さまざまな心臓の病気が原因となって起こる、致命的な不整脈のことです。

ちなみにAEDは「Automated External Defibrillator」の略で、「自動体外式除細動器」です。その名の通り、電気ショックによってこの致命的な心室細動を止めることができる道具です（AEDが使えるのは心室細動だけではないのですが、詳細は後述します）。

「心室細動」なら正確な病名ですから、この記載を参照すると、「心臓麻痺」は「心室細動」と考えてもよさそうに見えます。

とはいえ、心室細動も心不全と同じく、原因というより結果です。「死亡の原因は心室細動だ」と言われると、やはり「心室細動の原因は何ですか？　心筋梗塞ですか？　心筋炎ですか？」などと聞き返したくなります。やはり、特定の病気を意味するニュアンスを持つ「心臓麻痺」を、「心室細動」に置き換えることはできません。

一方、この心臓麻痺のウィキペディアのページをよく見てみると、興味深いことに気づきます。英訳として「Heart attack」が当てられているのです。「Heart attack」とは、「心筋梗塞」とほぼ同じ意味です。ついでにウィキペディアの英語版で「Heart attack」を調べると、「心筋梗塞の通称」と書かれてあります。確かに「通称」ではありますが、「Heart attack」はAHA（米国心臓協会）のホームページにも載っている言葉ですから、正式な用語と考えてよいでしょう。

ということは、「心臓麻痺」は「心筋梗塞」のことなのでしょうか？

それもやはり腑《ふ》に落ちません。そもそも心筋梗塞なら、適切なタイミングで受診できれば治療によって救命できます。「心臓麻痺」という言葉の持つ禍々《まがまが》しいイメージも、「心筋梗塞」には全くありません。

以上のことから、「心臓麻痺」は、その言葉が医学的には存在しないだけでなく、それに相当する概念を持つ病気も存在しない、という結論が得られます。

しかしながら、心臓の病気が原因で患者さんが急死してしまうことなら、確かにありえます。例えば、前述した心筋梗塞のような「虚血性心疾患」では、まれに患者さんが突然死してしまうケースがあります。

虚血性心疾患とは、心臓の周りを取り巻く「冠動脈」と呼ばれる動脈が狭くなることで、心筋（心臓を構成する筋肉）が血流不足に陥る病気の総称です。胸が痛い、苦しいといった症状が特徴です。

極めて重度の心筋梗塞が突然起これば、そのまま短時間で死亡する、ということはありえます。心筋梗塞は中高年に多い病気ですが、まれに若い人に起こることもあります。著名な方で言えば、２０１１年にサッカー元日本代表の松田直樹選手が、34歳の若さで心筋梗塞で突然死しています。

「心臓麻痺」を「心筋梗塞」とそのまま言い換えることはできませんが、「重度の心筋梗塞によって突然死するケース」を一例として挙げることはできる、というわけです。

また、致命的な不整脈によって突然死してしまうケースもあります。

例えば、「ブルガダ症候群」や「ＱＴ延長症候群」といった心臓の病気があります。普段は全くの無症状で、その存在を気づかれにくいのですが、急に致命的な不整脈を起こして突然死するリスクのある病気です。若い人が原因不明の突然死を起こしたときに想定される病気の一つです。

こうした病気にかかっている人でも、トラブルを起こす前に検診などで発見され、治療を始められる人はいます。つまり、「検診で発見された心臓麻痺を現在治療中の患者さん」という表現が成立しない以上、「心臓麻痺」を「ブルガダ症候群」や「ＱＴ延長症候群」に置き換えることはできない、ということです。

このように、「心臓麻痺」という言葉は**「何らかの心臓の病気によって突然死するケースを寄せ集めた架空の概念」**と考えるべきなのでしょう。

ところで、「麻痺」も誤解されやすい用語の一つです。

「麻痺」の「麻」と「痺」は、いずれも本来「しびれ」を意味する言葉です。「痺」の方は、そもそも訓読みが「痺れ（しびれ）」ですし、「麻」の方は「麻婆（マーボー）」や「麻辣（マーラー）」に使われるように、舌が「しびれる」ような辛味を意味します。

実際、「麻痺する」という言葉を「しびれる」と同じような意味で捉えている人も多いでしょう。この「しびれ」という表現、実は便利なようで、医学的には厄介な言葉なのです。

例えば、患者さんから「手がしびれている」という訴えを聞いたとき、私たちが必ず確認しなければならないのは、それが「動かしにくい」という意味なのか、それとも、ビリビリ、ジンジンといった「異常な感覚がある」という意味なのか、ということです。

なぜなら、**「運動の障害」と「感覚の障害」には全く異なる神経の経路が関わっているから**です。診断や治療を考える上では、この二つを確実に区別しなければなりません。本来、医学的には全く異なるはずの現象を同じ言葉で〝呼べてしまう〟ところに、「しびれ」という日本語の厄介さがあるのです。

では、なぜ日本人は、「しびれ」を一つの現象として捉えられるのでしょうか？その一つの仮説を紹介します。[*6] 実は、日本人は誰もが、長時間正坐を続けると「特有の不快な症状」が両足に表れることを経験的に知っていて、これを「しびれ」と呼んでいます。

医学的には、正坐によって起こる現象は、運動神経の障害と感覚神経の障害が同時に起こったものです。つまり、足をうまく動かせない状態と、ジンジンした異常な感覚が起こった状態を「単一の現象」として捉えているからこそ、これを「しびれ」と呼称するのです。

一方、私たちが医学用語として「麻痺」を使うときは運動障害（運動麻痺）を指すことが多く、感覚の障害に対しては「麻痺」を使わず、「感覚障害」と呼んで区別するのが一般的です。

患者さんが医師に自分の症状を正確に伝えたいと思ったときは、こうした区別が医学的には大切であることを踏まえ、「運動と感覚のどちらに問題があるか」を意識してみるとよいかもしれません。

ご臨終――死亡確認は挨拶ではなく重要な診療行為

ドラマなどで、患者さんが亡くなった際に医師が「ご臨終です」と告げるシーンをよく見ます。私自身も、幼い頃からテレビでこういうシーンを数多く見てきたので、患者さんが亡くなったときは、どんな医師も「ご臨終です」と言うものと思い込んでいました。

ところが、実際に「ご臨終」を使う医師は必ずしも多くなく、私自身も使ったことはありません。むろん、こればかりはアンケート調査もなく（するのも難しいとは思いますが）、どんな言葉を使う人が多いのかを正確に知る方法はありません。

では、「ご臨終」を使わないなら何と言うか、というと、

「死亡の確認とさせていただきます」

「お亡くなりの確認をさせていただきました」

といった形が経験上多いように思います。

そもそも、**患者さんが亡くなったときの声かけは、単なる挨拶ではなく「死亡確認」という厳密な診療行為の一つ**です。

死亡確認とは、心臓の拍動が停止していること、呼吸が止まっていること、脳の機能が停止していることを、聴診器とペンライトを使って確認することです。聴診器を胸に当てると、心臓と呼吸の音が聞こえないことを確認できます。次にペンライトで目に光を入れ、対光反射がなくなっていることを確認します。

対光反射とは、目に光が入ると瞳孔が小さくなる反応のことです。私たちの瞳孔は、外界の明るさによって反射的に大きさを変え、目に入る光の量を調節しています。この反応がなくな

っていると、脳の機能が失われている、と判断できます。

以上のような一連の確認は、患者さんの「死」を決定づける重要な診療行為なので、厳密な手順にのっとって行われる必要があります。また、死亡確認時に医師が使う言葉は、こうした作業がきちんと行われたことを粛々と告げる「宣言」と言えます。そう考えれば、「ご臨終」という少しあいまいな、非科学的な表現をあまり好まない医師がいることも理解できます。

また、そもそも「臨終」という言葉の定義は、「死に臨むこと。死にぎわ。まつご。いまわのきわ」（『広辞苑 第七版』）ですから、辞書的には「臨終」は「死亡」ではなく、むしろ「死の一歩手前」を意味する言葉だ、という問題もあります。

（「末期《まつご》」は「死にぎわ。臨終」、「いまわのきわ」も「死にぎわ。臨終」（いずれも『広辞苑 第七版』）ですから、やはり「死の一歩手前」です）

以上のことから、科学的な意味でも、語句の定義上も、「ご臨終です」があまり望ましい表現とは言いがたいことが分かります。

もちろん、患者さんやご家族は、何も言葉の「正しさ」を求めているわけではないでしょう。患者さんが亡くなったときに、信頼していた医師が淡々と「死亡確認」という作業を遂行するだけに終われば、冷淡だと感じるご家族もいるはずです。

患者さんやご家族の立場に立てば、意味が正しく伝わるなら「どんな言葉を使うか」は大きな問題ではありませんし、「ご臨終」を使ってはいけないなどとも全く思いません。

むしろ、その声のトーンや話す速さ、全身の立ち居振る舞いも全て合わせて「死亡の告知」と考えるべきなのでしょう。

脱水症状——水分が不足すると体では何が起きるか

「炎天下で激しい運動をして大量に汗をかき、水分を十分に摂らないと脱水症状を起こす」

「脱水症状」という言葉をそんなふうに使う人が多いように思いますが、実は医療現場でこの表現が使われることは、あまりありません。

体内の水分や電解質が不足した状態のことを、正確には「脱水症」と呼びます。「症」は、病気や状態を表す名前の最後につく言葉です。「認知症」「便秘症」「胆石症」「感染症」「熱中症」など、「症」がつく医学用語は数え切れないほどあります。

しかし、これらの病気によって起こる症状を、「認知症状」「便秘症状」「胆石症状」「感染症状」「熱中症状」とすることはありません。

例えば、胆石症という病気によって、お腹の痛みや吐き気といった「症状」が表れますが、これらをまとめて「胆石症状」などとは言いません。「胆石症によって起こる症状」は多岐にわたり、また個人差も大きいため、単一の言葉で表せないのです。

同様に、認知症によって起こる症状も多岐にわたり、単一の「症状名」をつけることができません。複数の症状を指して「認知症によって起こる症状」と呼ぶことはできても、「認知症状」という症状があるわけではないのです。

「脱水症状」という言葉に対する違和感は、これと同じです。「脱水によって起こる症状」を「脱水症状」と単一の症状であるかのように表現することは、原則ありません。

「脱水症」になると、口渇（のどが渇くこと）や全身倦怠感、めまいや頭痛など、さまざまな症状が起こります。これらは「脱水症状」ではなく、「脱水症によって起こる症状」と言うべきでしょう。

また、「脱水症」は口語的に「脱水」と呼ぶこともあります。これは、「便秘」や「胆石」というように「症」を省略して使うのと同じです。

脱水症は、失われる水分量が多く、それに比して摂取する水分量が少ないときに起こります。熱中症のときのように、失われる水分量が極端に多くなる際に起こりやすいのですが、失われる水分量が多くなくても、水分摂取が全くできずに長時間経過すると脱水症は起こります。体表面から気づかないうちに水分が蒸発し（不感蒸泄《じょうせつ》と呼びます）、各臓器も常に水を消費しているからです。

１日に必要な水分量は、活動量にもよりますが、おおむね「体重×25〜30ミリリットル」です。つまり、体重50キログラムの人なら、1日あたり大体1250〜1500ミリリットルは必要、ということです。

炎天下で運動しなくても、これだけの水分を毎日体に入れなければならない、と考えれば、口から水分が摂れなくなると容易に脱水症に陥ってしまう理由が分かるでしょう。

ただし、私たちはこの「水分」を、何も飲み物だけから摂取しているわけではありません。1リットルのペットボトルに入った飲み物を毎日飲み干せ、と言われたら、誰しも困るはずです。

実際は食事に水分が多量に含まれているため、ごく普通の食生活を送っていれば、水分1リットルなど簡単に達成できてしまうのです。

逆に、何らかの病気で長時間倒れていた、といったケースで、自力で水分も食事も全く摂れていなければ、あっという間に脱水症に陥ります。

また、入院中の患者さんの中には、食事も水分も摂れない方がたくさんいます。意識がない患者さんは食事ができませんし、口やのど、胃や大腸などの病気にかかった患者さんや、その部分の手術を受けた後の患者さんは、体の状態が落ち着くまで絶食が必要です。

何もしなければ脱水症になってしまうわけですが、病院ではこういう患者さんの体に水分を補える簡単な方法があります。それが点滴です。

入院中の患者さんに毎日点滴を行っているケースは、その目的の多くが水分補給です。これがなければ、患者さんは生き延びることができません。

人間の体というのは、かくも燃費の悪い仕組みで動いているのです。

ばい菌・雑菌・菌――「除菌」「殺菌」はウイルスには効かない?

「ばい菌」や「雑菌」のように、「菌」がつく言葉は日常的によく使われます。洗剤や衛生用品、消毒液などのパッケージや宣伝で、「雑菌の繁殖を防ぐ!」「有害な菌をブロック!」などの表現をよく目にしますね。いずれも人間にとって有害な何らかの生物を指しているようですが、あまり厳密には使い分けられていません。

実際、これらを『広辞苑 第七版』で調べてみると、以下のように説明されています。

ばい菌:黴《かび》や細菌などの有害な微生物の俗称。

雑菌:雑多な細菌。

菌:①きのこ。②きのこ・かび・酵母の類。③さいきん。ばいきん。

しかし、私たち医療者が「ばい菌」や「雑菌」「菌」という言葉を医学的な文脈で使うことはまずありません。なぜなら、微生物の分類は、決してこのようにアバウトであってはならないからです。

「微生物」とは、「肉眼では観察できない微小な生物の総称」（『広辞苑 第七版』）です。最も重要なのは、**病気の原因となる微生物（病原体）には、細菌、ウイルス、真菌、原虫、寄生虫など、さまざまなタイプがあり、これらは全く異なる生き物だということ**です。

細菌の中には、大腸菌やブドウ球菌、肺炎球菌、結核菌など、数え切れないほどの種類があります。また、大腸菌やブドウ球菌の中にも、さらに細かな分類があります。

ウイルスにもさまざまな種類があります。誰もがよく知るコロナウイルスをはじめ、ノロウイルス、インフルエンザウイルス、ヘルペスウイルスなどがよく知られたところでしょう。子宮頸がんの原因となるヒトパピローマウイルスや、肝臓がんの原因となるB型肝炎ウイルス、C型肝炎ウイルスなども、ご存知の方は多いかもしれません。

真菌は、いわゆるカビの仲間のことです。水虫の原因となる白癬《はくせん》菌や、食道や膣などで病気を引き起こすカンジダなどは、よく知られた名前でしょう。他にも数え切れないほど、真菌によって引き起こされる病気があります。

原虫の中で最もよく知られているのは、マラリアの原因となるマラリア原虫でしょうか。他にも多くありますが、日本では原虫が原因となる病気が少ないため、一般にはあまり知られていません。

寄生虫にも膨大な種類がありますが、よく知られているのはシラミやダニ、アニサキスなどでしょう。

余談ですが、昔は蟯虫《ぎょうちゅう》という大腸に寄生する寄生虫が流行していた時代がありました。蟯虫は肛門に虫卵を産み付けるため、小学生を対象に検診が実施されていました。フィルムを肛門にペタッと貼り付けたのち、これを剝がして提出し、虫卵がいるかどうかを確認する検診です。感染率が激減したことで、この検診は２０１５年度を最後に廃止されています。

さて、微生物の種類について細かく解説すると本が何冊あっても足りませんし、詳細に知っていただく必要もありません。

重要なのは、前述の通り、病気を引き起こす力を持つこれらの病原体は、それぞれが全く異なる種類の生物であるため、きちんと区別しなければならないということです。

当然ながら、それぞれの病原体が体の中で病気を引き起こしたとき、これを治療すべき手段も全く違います。例えば、抗生物質（抗菌薬）は細菌をやっつける専用の武器です。抗生物質の中でも、その種類によって「膨大な細菌の中のどのグループに効くか」は違うわけですが、**少なくとも細菌以外には効きません**。

例えば、風邪の原因のほとんどはウイルスなので、抗生物質は風邪には使用しません（効果を期待できません）。たとえるなら、蚊取り線香が蚊をやっつけることはできても、ゴキブリをやっつけることはできないようなものです。

問題は、一般的に「ばい菌」や「菌」などと大雑把に総称されているせいで、細菌やウイルスが意識的に区別されていないことです。また、「菌」という言葉をそのまま使った、「除菌」や「殺菌」という言葉が一般によく知られていることも、理解を難しくしています。

これらで使われる「菌」は、「細菌」と同義ではありません。当然ですが、「除菌」や「殺菌」することでやっつけたいのは、人間に病気を引き起こすさまざまな微生物のはずで、細菌に限定する意味はないからです。「ウイルスには効かず細菌だけに効く」というような商品が「除菌できる」と宣伝されていたら、誰も納得しないでしょう。

実際、「除菌」や「殺菌」という言葉を使う商品には、「有害な細菌やウイルスをやっつける」といったコピーが書かれていることもあります。この「菌」には、本来「菌」とは呼ばれないウイルスのような他の病原体も広く含まれているのです。

そして、「除菌」や「殺菌」の力を持つ商品に使われているのは、アルコールや次亜塩素酸ナトリウムのように、細菌やウイルスを含むさまざまな微生物を広くやっつける薬剤です。

つまり、「除菌」や「殺菌」は、本当は「除微生物」や「殺微生物」でなければならない、ということになります。本来「菌」とは呼べないような微生物も対象にしているのですから、そうでないと意味が通りません。

同様に、「雑多な細菌」と定義される「雑菌」という言葉を、実際に「細菌」のみを指すものとして使い、ウイルスや真菌と区別している人はいないでしょう。漠然と、「人体に悪そうな微生物」という意味で「雑菌」を使っているはずです。

以上のことから考えるに、私たちは「菌」という言葉を、「人体に有害な作用を及ぼし、病気を引き起こすかもしれない微生物」という、極めてあいまいな意味で捉えていることが分かります。

本来「菌」という言葉を使うべきではないのですが、微生物を細かく分類できなかった時代に作られた言葉のあいまいな意味が今も引き継がれている、と考えるべきなのでしょう。

（※日本石鹸洗剤工業会によれば、「殺菌」は「菌を殺す」という意味しかなく、「何をどのくらい殺せば殺菌と呼べるか」ということについて明確な定義はありません。「一部を殺しただけでも殺菌といえる」とあることから、あいまいに使われている言葉のようです。一方「除菌」は、「物体や液体といった対象物や、限られた空間に含まれる微生物の数を減らし、清浄度を高めること」とされ、こちらも科学的に確固たる基準があるわけではありません。また厚生労働省は、「除菌」を「菌やウイルスの数を減らすこと」と表現し、全ての菌やウイルスに効果があるわけではない、としています。[*7]ちなみに、医療器具に対してよく行われる「滅菌」は、全ての微生物を死滅・除去させることを意味し、「微生物の生存する確率が100万分の

1以下になること」という基準があります。[*8] つまり、「滅菌」は微生物に対して最も厳しい対応です)

コロナ——新型? 旧型? 病名? ウイルス名?

皆さんは、「コロナ」という言葉を聞くと何を思い浮かべるでしょうか? 「コロナ禍」という言葉が象徴するように、「コロナ」は今や、特定の病名であるかのように扱われています。実はこの用語の使い方は、医学的にはなかなか厄介なのです。

というのも、コロナウイルスの中には「新型コロナウイルス感染症」を起こすもの以外にも、たくさんの種類があるからです。実は、コロナウイルスは全部で7種類あります。新型以外の「旧型」のコロナウイルスも、皆さんがよく知っている病気の原因となるウイルスです。

まず、「旧型」の6種類のうち4種類は、普通の風邪を引き起こすウイルスです。風邪の原因として最も多いのはライノウイルスで、これが30~50%を占めますが、その次に多いのがコロナウイルス(10~15%)です。[*9] つまり私たちは、「コロナウイルス」には大昔から何度も感染しているのです。

近年、新型コロナウイルスと共存するという観点から「ウィズコロナ」なる言葉が生まれていますが、ある意味で、とうの昔から私たちは「ウィズコロナ」です。

さて、「旧型」のコロナウイルスの残り2種類は、一つがSARS（重症急性呼吸器症候群）、もう一つがMERS（中東呼吸器症候群）の原因となるウイルスです。いずれも広く報道されたことがあるため、ご存知の方は多いはずです。

これらはいずれも、紛れもなく「コロナ」なのですが、なぜか新型コロナウイルス感染症のときだけ、「コロナ」というややこしい呼び名がついてしまったというわけです。

なぜなのでしょうか？

おそらく最大の理由は、新型コロナウイルス感染症の正式名称が「COVID-19（コーヴィッドナインティーン）」であり、「SARS」や「MERS」のように日本人が言いやすい呼称ではなかったことでしょう。SARSは「サーズ」、MERSは「マーズ」と呼べばよかったので、たとえコロナウイルスが原因でも、あえて「コロナ」という呼称は必要なかったのです。

一方、新聞やテレビ等では単なる「コロナ」ではなく「新型コロナ」とされるのが一般的です。日本人が聞き取りにくい「COVID-19」が使われることはあまりありません。

むろん「新型コロナ」という呼び名も、ある意味では苦肉の策です。コロナウイルス自体は私たちの身の回りにありふれたウイルスですから、今後新たなコロナウイルスが見つかったとき、「新型より新しいウイルス」をどう呼べばいいのか分からなくなります。

また、「ウィズコロナ」とまで言われるような、長期にわたって人類が付き合っていく可能性のあるウイルスを、いつまで「新型」と呼ぶのか、という問題もあるでしょう。

２００９年に流行した「新型インフルエンザ（H1N1型インフルエンザ）」を覚えているでしょうか？　全国的に大きな流行を引き起こしたこの新型インフルエンザ、今や毎年流行する「季節性インフルエンザ」の一つとして扱われています。「新型インフルエンザ」は、撲滅されたのではありません。今でも「普通のインフル」として私たちと共存し、いつの間にか「新しくなくなった」のです。

「新型コロナ」という呼称には、もう一つ悩ましい点があります。それは、「病名」なのか「ウイルス名」なのかを区別しにくい、ということです。

「COVID-19」なら、間違いなく「病名」です。「CO」は「corona（コロナ）」、「VI」は「virus（ウイルス、英語読みはヴァイラス）」、「D」は「disease（病気）」。19は感染者が初めて報告された２０１９年を指します。つまり、「コロナウイルスが２０１９年に引き起こした病気」という意味です。

一方、病原体である新型コロナウイルスの正式名称は、SARS-CoV-2（サーズコロナウイルスツー）です。

これらの呼び名を使えば「病名」か「ウイルス名」かをきちんと区別できます（ご想像の通り、ＳＡＲＳの原因となるウイルスは「SARS-CoV」）。しかし、「新型コロナ」には両方のニュアンスが含まれ、少しあいまいに使われているのが現状です。

「新型コロナは感染力が強い」と言えば、「新型コロナ」をウイルスのつもりで使っています。「新型コロナは基礎疾患があると重症化しやすい」と言えば、「新型コロナ」を病気のつもりで使っています。

私自身も「新型コロナ」という呼称は普通に使うのですが、ウイルスと病名を分かりやすく区別したいときは、「新型コロナウイルス」「新型コロナウイルス感染症」というふうに使い分けています。

意味が通じるのだからわざわざ区別しなくてもいいだろう、と思うかもしれませんが、医学的には「病気」を指すのか「ウイルス」を指すのかは明確に区別したいところです。

なぜでしょうか？

例えば、ＨＩＶ（ヒト免疫不全ウイルス）とエイズ（ＡＩＤＳ：後天性免疫不全症候群）はきちんと区別しなければなりません。ＨＩＶ（ウイルス名）に感染することにより、ヘルパーＴ細胞と呼ばれるリンパ球が長い年月をかけて破壊され、健康ならかからないような感染症にかかってしまう状態（免疫不全状態）がエイズ（病名）です。

近年は飛躍的な治療の進歩により、ＨＩＶに感染していてもエイズを引き起こさず長生きできる人が増えています（この場合の病名は、「エイズ」ではなく「ＨＩＶ感染症」になります）。

早期に発見して治療を始めることができれば、ＨＩＶは制御できるようになったのです。

令和２年度の「世界エイズデーキャンペーンポスター」は、白地に赤い文字で大きく「ＨＩＶ＃ＡＩＤＳ」と書かれた、シンプルながら印象的なデザインです。加えて、小さく黒い文字で「知ってる!? ＨＩＶとエイズの違い」「ＨＩＶ検査は全国の保健所等で『無料・匿名』で受けることができます」とあります。こうした啓発も、ウイルス名と病名をきちんと区別し、感染症に関する正しい知識を身につけるところがスタート地点でしょう。

末期がん――「ステージⅣ」は末期がんではない

「末期がん」という言葉は、正確な医学用語ではありません。ドラマや小説などで使われている例を見ても、定義は非常にあいまいです。その割には、患者さんに対して使うといたずらに不安を煽ったり、絶望させてしまったりするような、強い意味を持つ言葉です。

ドラマや小説などの影響かもしれませんが、

「他の臓器に転移していたら末期がんだ」

「ステージⅣは末期がんだ」

と誤解している人もいますし、進行したがんにかかった患者さんから、

「私はもう末期がんでしょうか？」

と質問を受けることもあります。

繰り返しますが、「末期がん」という言葉に正確な定義はなく、患者さんに対して「あなたは末期がんです」と伝えたことは、少なくとも私は一度もありません。

その理由を分かりやすく説明します。

まず、一般に「ステージⅣ」と呼ばれる、他の臓器にがんが転移した状態でも、長く生きられる人は少なからずいます。抗がん剤で病気をコントロールしつつ、何年もの間がんと付き合いながら生活している患者さんは多いのです。

患者さんの命がどのくらいで終わりを迎えるかを、正確に予測することは誰にもできません。治療の効き具合や進行のスピードは人によって多種多様です。どんながんであっても、治療を行う前の段階で「あなたは末期がんだ」などと患者さんに伝えることはできないのです。

一方、「終末期」という言葉は、正確な医学用語として医療現場でよく使われます。がんに対してさまざまな治療を行ってきたものの、有効な手立てがなくなり、積極的な治療を終えなければならない段階を「終末期」と呼ぶのが一般的です。

これはあくまで「段階」に名前をつけているのであって、「末期がん」のように「病気」に名前をつけたものではありません。

がんが進行し、治療によってコントロールできなくなると、残念ながら「近い将来、がんによって命を奪われること」が確実になります。この段階では、がんを治すための治療ではなく、痛みや苦痛を和らげたり、精神面のサポートをしたりするなどのケアが必要になってきます。このケアを「終末期ケア」と呼ぶこともあります。

「末期がん」というがんの種類はありませんが、どんながんにも「終末期」という「フェーズ」はあるのです。

また、「緩和ケア」と「終末期ケア」を混同している人をよく見ます。がんに対する「緩和ケア」は、がんと診断されたときから行うケアのことで、本来がん治療と並行して行うものです。緩和ケアによって、がんによる痛みや精神的な苦痛を和らげることは、がんの治療中にも必要です。

抗がん剤治療を受けながら緩和ケアも受ける、というのも、ごく自然な姿です。緩和ケアは、「終末期に行われるケア」や「治療ができなくなったときに行われるケア」ではない、ということは知っておいた方がよいでしょう。

コラム①

新型コロナが治ったことは検査で証明できない？

「全治○カ月」の項目で述べた通り、病気が「治ったこと」を何らかの方法で科学的に証明することは、たいていの場合、不可能です。さまざまな検査や診察を経て、便宜上「社会復帰できる」と医師が判断した状態を「治る」と捉えるのが現実的です。

もちろん、こうした事情を専門知識なしに理解するのは難しいでしょう。

実際、「病気の状態」と「病気でない状態」の境界は、何らかの検査によってクリアに定めることができるのだ、と考えている人は多くいます。

例えば、新型コロナのＰＣＲ検査に関して、「陽性なら感染している。陰性なら感染していない」と誤解している人は少なくありません。実際には、感染している人でも、多くて３割は「陰性」になることが分かっています[*10]（「偽陰性」と呼びます）。時期によっては、まだのどにいるウイルスの量が十分でなく、最初の検査で「陰性」となった患者さんが、のちに「陽性」となることもあります。

逆に、感染していないのにPCR検査で「陽性」が出てしまう人（「偽陽性」と呼びます）も、少ないながら一定数います。[*10]

これは何も「新型コロナの検査にだけ間違いが多い」という意味ではありません。世の中のどんな検査も、多かれ少なかれこのくらい不確実なものなのです。医師は普段から、検査結果だけでなく、患者さんの症状や診察した結果を総合的に見て病気を診断しています。

例えば、感染者と濃厚接触したのち、発熱と咳の症状が表れた人が検査を受けたとして、もしその結果が「陰性」だったらどう考えるべきでしょうか？　もちろん「感染していない」と言い切る医師はいないでしょう。検査結果にかかわらず、ひとまず感染している可能性が高いと見なし、適切な治療を始めるとともに、二次感染（他の人にうつすこと）を予防するため隔離を行うはずです（日を置いて再検査も行うでしょう）。

こうしたケースでは、検査が「陽性」でも「陰性」でも、その後の行動は変わりません。重要なのは「検査の結果がどうであったか」ではなく、「その後何をすべきか」だということです。

当然ながら、全く症状のない人が不安を解消するために検査を受け、「陰性」の結果を手にしたとしても「感染していない」とは言い切れないのですから、安心はできません。「引き続き感染対策が必要である」という状況に変わりはないからです。

また、新型コロナは、発症後7～10日間ほど経つと感染性（他人にうつす力）が著しく下がることが分かっています。[11,12] しかし、ＰＣＲ検査が「陽性」となる期間（ウイルスＲＮＡが検出できる期間）は2～3週間以上続く、と言われています。[12] つまり、「本人の症状がなく、かつ他人に感染させる可能性もないのに検査は陽性のまま」という期間が、それなりに続くのです。

ＲＮＡはウイルス内に含まれる物質ですから、ウイルスが死滅していてもその残骸は検出可能です。そう考えれば、何ら不思議ではない話です。

では、症状がない上に誰にも感染させない人を、検査が「陽性」だからといって「治っていない」と定義する意味はあるでしょうか？　社会復帰が可能なら、それは紛れもなく「治った」と定義すべきでしょう。

実際、厚生労働省の定める基準でも、

「発熱等の症状が出現してから10日間が経過し、かつ、発熱などの症状が軽快してから、72時間が経過すれば、ＰＣＲ等検査を経ずに退院が可能」

となっています。**検査の結果は、「治ったか治っていないか」を教えてくれるものではないのです。**

海外渡航のために必要とされることの多い、「陰性証明書」の解釈にも注意が必要でしょう。「陰性証明書」は、ただ単に「検査が陰性であること」を証明する書類に過ぎません。「新型コロナではないこと」を証明するものでないことは、ここまで読んだ方ならよく分かるでしょう。

前述の通り、新型コロナであっても「陽性」が出ない人はいますし、たとえある瞬間に「陰性」が出ても、その翌日以降も「陰性」であるかどうかは分かりません。あくまで、海外渡航等の限定的なシチュエーションで、一つの目安として使われるもの、と考えるべきでしょう。

厚生労働省も以前から、

「医療保健関係者による健康状態の確認を経て、宿泊療養・自宅療養を終えるものであるため、療養終了後に勤務等を再開するに当たって、職場等に、陰性証明を提出する必要はありません」

と通達を出しています。[*13]

「病気か病気でないか」「病気が治ったかどうか」を判断するには、専門的な知識と訓練を要します。もし検査一つでそれを決められるなら、医師が存在する意味はないのです。

第2章 間違いやすい医学用語

患者さんと話していると、間違って使われる医学用語がたくさんあることに気づきます。あるいは、日常的によく使われるのに、その意味が正確に理解されていない用語もあります。病院で患者さんに病状説明をする際、長年染み付いた誤った言葉の認識が、医師と患者さんの間のすれ違いに発展してしまうこともあります。

ここでは、多くの人が間違って使っている、あるいは意味がきちんと知られていない用語について解説してみます。

貧血——立ちくらみは「貧血を起こした」から?

時々外来で患者さんから、

「うちの子はよく貧血を起こして倒れてしまうんです」

「先日疲れが溜まっていたのか貧血になってしまいまして……」

といったセリフを聞きます。

意味は分かるのですが、実は「貧血」の意味を誤解している例です。おそらく、これらのセリフを言う方々にとっての「貧血」は、「立ちくらみ」(起立性低血圧)を指しているのではないでしょうか?

正確には、「貧血」は血液検査で赤血球やヘモグロビンの値が低くなることです。

例えば、体のどこかから出血したり、血液の病気などで赤血球が十分に作られなかったり、過剰に壊されたり、といった理由で貧血が起こります。

「貧血」は、血液検査をしないと分からない状態で、自覚症状ではありません。自宅に検査機器を持っている人でもない限り、「貧血であること」は自力で判断できないものなのです。

では、「貧血を起こした」と言う人の、立ちくらみやふらつきの原因は一体何なのでしょうか？

最も多いと思われるのが、「神経調節性失神」と呼ばれる状態です。少し難しい言葉ですが、実は皆さんがよく知っている、とてもなじみのある現象です。

例えば、痛みや不眠、疲労、恐怖、驚きなどの心理的・肉体的ストレスが原因でふらっと倒れてしまった経験のある方は少なからずいるはずです。病院でも、採血を行う際に注射の針を刺すと、ふらついたり失神したりしてしまう患者さんがいます。事前に申し出ていただき、ベッドで横たわった状態で注射をすることもあります。

また、学校の朝礼などで長い時間立ちっぱなしでいて、ふらついて倒れてしまう、という事例を経験したことがある方も多いのではないでしょうか？　実は私の友人には、医学部時代に初めて手術を見学し、多量の血を見てふらついて倒れてしまった人もいます。

これらはいずれも神経調節性失神と呼ばれる現象で、自律神経の作用によるものとされています[*1]。

神経調節性失神であれば、失神の持続時間は比較的短く（1分以内）、原則、命に関わることはありません[*1]。医療現場でも、心理的ストレスを引き起こすような因子を回避できるよう、患者さんに生活指導をするケースが多いでしょう。

ちなみに、神経調節性失神は俗に「脳貧血」と呼ばれることもありますが、これも正確な用語ではありません。頭がくらっとするイメージが伝わるよう、「貧血」に「脳」をつけた造語なのでしょう。

一方で、患者さんの立ちくらみやふらつきが、本当に貧血による症状であることももちろんあります。そして、「よく貧血を起こして倒れてしまいます」と言う人が本当に貧血なら、即座に精密検査、緊急入院が必要です。何度も貧血で倒れているなら、赤血球やヘモグロビンの値が重度に低下しているはずで、致命的になる恐れがあるからです。

他にも、不整脈のような心臓の病気や大動脈の病気など、さまざまな病気が原因で立ちくらみやふらつきは起こります。「貧血っぽい」と言って病院にやってきた患者さんに心電図検査をすると、重度の不整脈が見つかる、ということもあります。

患者さんから「貧血」の訴えがあったときは、本当の貧血でないかどうかを確認するとともにに、**貧血以外にふらつきを引き起こす（貧血とは無関係の）原因がないかどうかの確認が必要になるのです。**

リンパ腺──「腺」とは何かを分泌する臓器

昔は「リンパ腺」という言葉が医師の間でもよく使われていました。そのせいか、いまだに「リンパ腺」という言葉は一般にもよく知られています。

実は「リンパ腺」は誤りで、正確には「リンパ節《せつ》」です。

「腺」というのは、「分泌活動を行う組織」のことです。「分泌」とは、「何かの用途を持つ物質を生成・排出すること」です。分かりやすい例で言うと、「胃から胃酸が分泌される」「膵臓からインスリンが分泌される」といった使い方をします。

いずれにしても、何らかの「分泌」が行われる場所が「腺」なのですが、リンパ節は何かを「分泌」する臓器ではありません。かつては、リンパ節が何かを分泌していると考えられていたため「リンパ腺」と呼ばれていたのです。

リンパ節は、全身に張り巡らされたリンパ管のところどころに、まさに「節《ふし》」のように存在し、免疫に関わる働きをしています。リンパ管が線路なら、リンパ節は駅のようなものです。

細菌やウイルスの感染が起こると、病原体と戦うため、感染した場所に免疫を担う細胞がたくさん集まってきます。これらの細胞にとって、前線の基地になるのがリンパ節だと考えるとよいでしょう。

病原体と免疫細胞との戦い（「炎症」と呼ぶ）が起こっている「戦場」に近い場所にあるリンパ節は、通常より大きくなることが多いため、診察時に触ると腫れに気づくことができます。例えば、口の中やのど、耳などで炎症が起こると、首のリンパ節が腫れることがあります。

風邪をひいて病院に行くと、医師に首すじを触られた経験のある方は多いでしょう。これは、リンパ節が腫れていないかどうかを確認（触診）しているのです。

いずれにしても、**リンパ節は「腺」とは全く異なる機能を持っているため、「リンパ腺」と呼ぶのは間違い**、というわけです。

ちなみに、「扁桃腺」にも全く同じことが言えます。「扁桃腺」は誤った言葉で、「扁桃腺」と呼ばれる臓器の正確な名前は「扁桃（口蓋扁桃）」です。扁桃は「腺」ではないのですが、やはりリンパ節と同様に、かつては何かを分泌する臓器だと考えられていたのです。

患者さんに対して説明する際に、あえて分かりやすいように「扁桃腺」という言葉を使う医師はいますが、医師同士の会話で「扁桃腺」を使うことは原則ありません。

では、逆に「腺」は体のどこにあるのでしょうか？

まず、「腺」は大きく「外分泌腺」と「内分泌腺」に分けることができます。読んで字の如

「体の中」と「体の外」

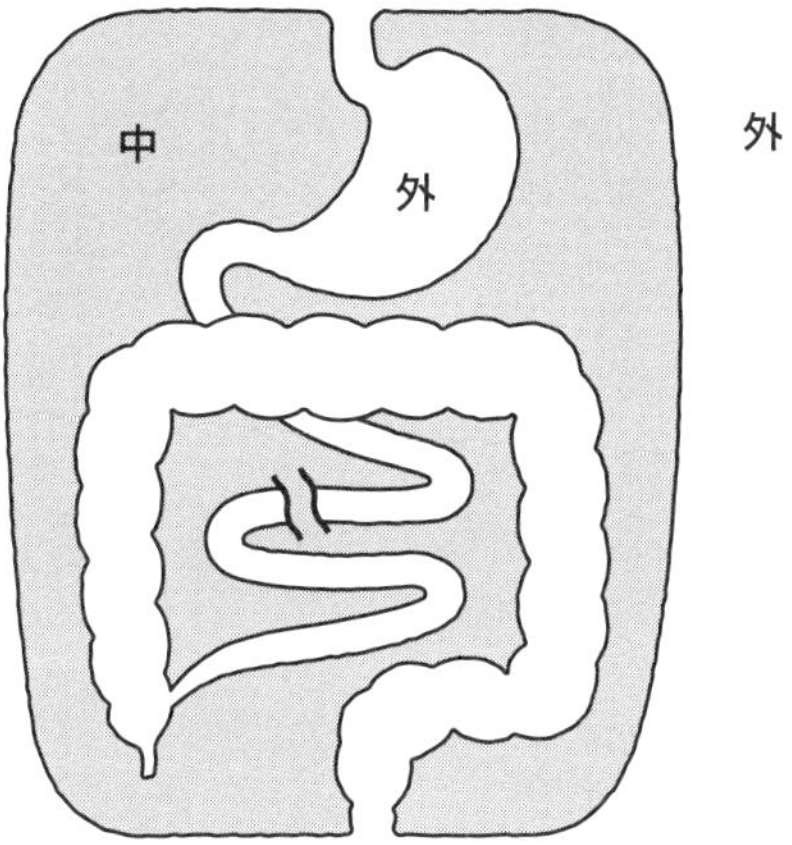

く、「外分泌腺」は体の外に何かを分泌する臓器、「内分泌腺」は体の中に何かを分泌する臓器のことです。

一見難しそうな言葉ですが、「外分泌腺」の方は身近でイメージしやすいと思います。前述の胃酸のような、消化に役立つ分泌を行う腺は「消化腺」と総称される外分泌腺です。

また、口の中に唾液を分泌する腺は「唾液腺」と総称され、その他にも、汗を分泌する汗腺、涙を分泌する涙腺、精液の一部を分泌する前立腺、乳汁を分泌する乳腺など、なじみ深い外分泌腺がたくさんあります。

ここで、「消化腺や唾液腺は体の外じゃなくて体の中に分泌しているじゃないか」と思った方がいるかもしれませんが、それは大きな誤解です。

医学的には、口の中や消化管（食べ物や飲み物の通り道）は「体の外」です。前ページの図をご覧いただくと分かるように、口から肛門まで一本道でつながる消化管は、体外の空間と連続していて、「体の中」ではありません。ちょうどトイレットペーパーの中央の空洞が「トイレットペーパーの外」であるのと同じです。

消化管の中ではたくさんの細菌が繁殖し、私たちと共生しています。そもそも口の中や大腸の中は、外の環境と同じように（あるいはそれ以上に）汚いことは、何となくイメージしやすいでしょう。

一方、内分泌腺は主に「体の中」にホルモンを分泌する腺のことです。ホルモンとは、血管の中を通って全身を巡り、それぞれ特定の場所で作用する物質の総称です。成長ホルモンや甲状腺ホルモン、性ホルモンなど、さまざまなタイプのホルモンがあります。

血管の中は正真正銘「体の中」ですから、非常にきれいで、細菌やウイルスなどの病原体が一切存在しない、外界と隔絶された空間です（健康な人の場合は）。

やや専門的な話になりましたが、「腺」という言葉の意味はぜひ覚えておいてください。

ヘルニア――シュークリームからクリームが飛び出た状態

「ヘルニア」という言葉そのものはよく知られていますが、正確な意味を知らない方が多いのではないかと思います。

例えば患者さんから、

「ヘルニアになって手術しました」

と言われても、それだけでは何の病気か分かりません。「ヘルニア」という言葉は、実は単一の病名ではなく、**「臓器が本来おさまっているべき場所から脱出してしまう現象」という、広い意味を持つ言葉だから**です。

その「本来おさまっているべき場所」は、臓器によって違います。

例えば、お腹の中におさまっているべき小腸や大腸などの臓器が、脚の付け根にある筋肉の隙間から脱出し、体表面がぷっくり膨らんでしまう病気を「鼠径《そけい》ヘルニア」と呼びます。「鼠径」とは、足の付け根の部分を意味する専門用語です。

また、これらが臍《へそ》の部分から脱出した場合は、「臍《さい》ヘルニア」です。これは通称「出べそ」と呼ばれています。臍や足の付け根は筋肉の隙間ができやすく、ヘルニアが起こりやすいのです。

「鼠径ヘルニア」や「臍ヘルニア」はなじみのない言葉だと思いますが、「脱腸」というとイメージしやすいでしょう。私が患者さんに説明するときも、「鼠径ヘルニア、いわゆる脱腸です」と伝えると、即座に理解してくださる方（特に中高年の方）が多い印象です。

鼠径ヘルニアは、幼い子供の時期に起こるタイプと、成人に起こるタイプがあります。

「子供の頃にヘルニアになって手術しました」と患者さんに言われたときは、第一に「鼠径ヘルニア」を考えます。

一方、脊椎《せきつい》（せぼね）の骨と骨の間におさまっているべき「椎間板」がはみだし、神経を圧迫する病気を「椎間板ヘルニア」と呼びます（正確には、椎間板の中心部、ゆで卵の黄身に当たる部分である髄核が飛び出します）。首に起こると頚椎椎間板ヘルニア、腰に起こると腰椎椎間板ヘルニアです。

さらに「脳ヘルニア」は、脳が出血などで圧迫され、本来おさまっているべき空間から他の隙間へ押し出されてしまう現象です。場合によっては、呼吸や循環などの生命維持機能の中枢である「脳幹」が圧迫され、致命的になることもあります。

このように、「ヘルニア」という言葉自体は、「病気の名前」というより「現象の名前」です。

ちなみに、「ヘルニア」という状態を説明する際によくイメージしていただくのが、シュークリームです。

シュークリームの中におさまったカスタードクリームは、外から圧迫されると、最も壁の弱い部分や小さな隙間が空いている部分を見つけて、そこから外界へ飛び出します。定められた空間におさまっているべき臓器が、圧力の逃げ道を見つけて飛び出す。これが「ヘルニア」という現象なのです。

もし、何かのヘルニアで治療を受けたことがあり、それを医師に説明するときは、必ず「何ヘルニアか」を伝える必要があります。「ヘルニア」だけでは、何の病気なのかが正確には伝わらないからです。

がんと癌――医学的には全く意味が違う

がんは今や日本人の二人に一人がかかるとされ、毎年死因の第一位になっている病気です。その分、国民の関心も高く、毎日のようにさまざまなところでがんが話題になっています。

しかし、「がん」と「癌」が正確に使い分けられていることはあまりありません。

「『がん』も『癌』も同じ病気じゃないの？」

と思ったでしょうか？　実は医学的には、「がん」と「癌」は全く違う意味の言葉なのです。

分かりやすく説明しましょう。

まず、平仮名の「がん」は、あらゆる悪性腫瘍の総称です。

例えば、

「日本人の二人に一人はがんになる」

「死因の第一位はがんである」

と言うとき、「がん」は必ず平仮名です。漢字の「癌」は使いません。

この総称である「がん」は、大きく二つのタイプに分けることができます。「上皮性」と呼ばれるタイプと、それ以外の「非上皮性」と呼ばれるタイプです。上皮性の細胞ががん化したものだけを、「癌」と漢字で書くのがルールです。

「上皮性の細胞」とは、ごく簡単に言えば「体の表面を覆う細胞」のことです。「体の表面」と言っても、皮膚のような目に見える表面だけを指すわけではありません。消化管や気管などの呼吸器系の管、膣や尿道、膀胱など、泌尿生殖器系の管の表面も上皮性の細胞でできています。ざっくり言えば、管を通して外界と連続しているところは「体の表面」なのです。

例えば、胃がんや大腸がん、肺がん、膀胱がんなどは上皮性のがんです。これらは総称として「がん」と書いてもいいし、「癌」と書いてもいい、ということです。こちらの方が数は多いため、一般によく知られています。

一方、骨や軟骨、筋肉などは、上皮ではない、「非上皮性の細胞」からできています。非上皮性のがんは、「癌」ではありません。例えば、骨にできるがんを「骨癌」とは呼びません。「骨肉腫」や「ユーイング肉腫」など、「肉腫」と呼びます。筋肉にできるがんは、「横紋筋肉腫」や「平滑筋肉腫」です。

血液のがんはどうでしょうか？　例えば、白血球ががん化して無秩序に増殖したときに起こる「がん」は「白血球癌」ではありません。「白血病」という固有の名前があります。

このように、**「癌」と呼べるのは上皮性のがんだけ、という縛りがあるのです**。よって、「骨の癌」「血液の癌」といった表現は誤りですが、「骨のがん」「血液のがん」とするなら問題ありません。

もちろん、上皮性、非上皮性にかかわらず、「がん化した細胞が無秩序に増殖して起こる病気」という意味では同じくくりに含まれる病気です。したがって、総称するときは「がん」と平仮名をあえて用います。

前述の通り、死因の数をカウントするときはタイプを区別する必要はないため、平仮名で「がん」です。死因の順位一覧では「悪性新生物」という言葉が使われますが、これは「がん」と同義であって、「癌」と同義ではありません。

「悪性新生物」は難しい言葉で、あまり一般には知られていません。そこで、死因の順位が発表されてニュースになるときは、「がん」や「悪性新生物（がん）」と書かれるのが一般的です。

ちなみに、がんを専門に診る病院も、当然ながら「癌」だけを診るわけではないので、「がんセンター」や「がん研究所」といったように必ず平仮名を使っています。「がん保険」「がん対策基本法」なども全て平仮名の「がん」です。

また、前述の通り上皮性のがんは「がん」でも「癌」でも構わないため、一般向けの説明書などには「胃がん」「大腸がん」と平仮名が使われていることもよくあります（この本でもそうしています）。これは単に、「癌」という難しい漢字を使うより「がん」という平仮名を使う方が読みやすいから、という理由もあるでしょう。

一方、「ガン」とカタカナで書かれるケースを目にすることがありますが、これは正確な医学用語ではありません。私たちが、カルテや紹介状などの正式な記録にカタカナの「ガン」を使うことはありません。

ただ、一般向けに分かりやすく表現したいときに、あえて「ガン」とカタカナで書くケースはないことはありません。例えば、「皆さんはがんにかかったらどうしますか？」といったように平仮名が並んでいると、見た目上「がん」が読みにくくなります。

かといって、ここで「癌」と漢字にするわけにはいきません（この文脈で「上皮性のがん」だけを話題にする意味はありません）。そこで、やむを得ず「皆さんはガンにかかったらどうしますか？」と見やすくすることはあります。

ちなみに冒頭で「悪性腫瘍」という言葉を説明なしに使いましたが、「悪性腫瘍」は「がん」と同じ意味の言葉です。つまり、上皮性・非上皮性のタイプを問わず使えるため、「胃の悪性腫瘍」も「血液の悪性腫瘍」も正確な表現です。

「腫瘍」は読んで字の如く「腫れ物」という意味です（「瘍」も「はれもの」や「おでき」と

いう意味です)。ただし、白血球のような血液中の細胞は血管の中をふわふわと浮かんで流れているので、白血病では白血球の数が増えることはあっても血管の中で塊を作るわけではありません。その点で厳密には「はれもの」ではありませんが、習慣的に「悪性腫瘍」という言葉を汎用している、と考えるとよいでしょう。

心停止――心臓が動いていても「心停止」

「心停止」を、「心臓の動きが完全に止まった状態」のことだと思っている方は多いと思います。実は、「心停止」の中には「心臓が動いているケース」も含まれている、と言うと驚かれる方が多いのではないでしょうか?

名前に「停止」が入っているのに、「停止していない状態」も「心停止」と呼ぶのだとしたら、何とも不思議な話です。しかし、医学用語としての「心停止」は、心臓が動かなくなった状態だけを指すわけではないのです。

「心停止」は、以下の4つの状態の総称です。

・心室細動
・無脈性心室頻拍
・無脈性電気活動

・心静止

これらに共通するのは、「心臓が動いていないこと」ではなく、「心臓がポンプの機能を失っていること」です。**心臓は全身に血液を送り出すポンプですが、この機能が完全に失われた状態が心停止なのです**。

心室細動と無脈性心室頻拍は、いずれも致命的な不整脈です。心室細動では、心臓が細かく震えるように動き、無脈性心室頻拍では、細かく小さな収縮を繰り返しますが、いずれもポンプ機能は失われている状態です。確かに心臓は動いているのですが、血液が送り出せない以上、「機能的には」止まっているのと同義です。

一方、無脈性電気活動と心静止は、まさに心臓が動きを止めている状態です。無脈性電気活動は、少し難しい言葉ではありますが、文字通り「脈はないが電気活動はある」という状態です。

心臓が動くのは、心臓を構成する筋肉の中を電気信号が指令として走っているからですが、「電気信号が走っているのに心臓が動いていない状態」が無脈性電気活動です。心電図モニターをつけると脈の波形は観察できるのですが、聴診器を当てても心臓の拍動は聞こえません。

一方、心静止は電気信号すらない状態です。つまり、ドラマでもよく見るような、心電図モニターに真横に一本線を引いたような、フラットなラインが現れる状態が心静止です。

さて、ここで覚えておくべき重要なポイントは、「AEDなどの道具で電気ショックを与えて心停止を治療できるのは、心室細動か無脈性心室頻拍であったときだけ」ということです。逆に、無脈性電気活動や心静止、つまり心臓が完全に動きを止めてしまったときは、電気ショックの効果はありません。

医療ドラマでは、心電図モニターにフラットな一本線が現れている状態（心静止）なのに、主人公の医師が「戻ってこい！」と言って電気ショックをかけるシーンが昔からあるわけですが、こういうことは現実にはありえないのです。

AEDは、前述した通り「Automated External Defibrillator」、つまり「自動体外式除細動器」です。この「除細動」という言葉の意味を考えると分かりますが、AEDの目的は「細かく動くだけの状態（細動）を改善すること」にあります。

震えるように細かく動くだけでポンプ機能は果たせていない致命的な不整脈を、電気ショックによって「正常の拍動に戻す」のが除細動です。言い換えれば、電気ショックは「不整脈の治療」です。

心臓が完全に動きを止め、不整脈が起こっていない状態であるなら、電気ショックによって治せるものは何もないのですから、電気ショックには当然効果がありません。

患者さんが心停止に陥ったときは、心臓マッサージ（胸骨圧迫）を続けながら、定期的に心電図モニターの波形を確認し、電気ショックが使える状態かどうかを判断します。電気ショックが使えない波形なら心臓マッサージ（胸骨圧迫）を続ける、電気ショックが使える波形に変わったら電気ショック、という流れです。

ところで、この電気ショックは、医療者にしかできない行為ではありません。ご存知のように、ＡＥＤは街中にもたくさん設置されています。これはもちろん、私たち専門家だけでなく、誰でもＡＥＤを使えるようにするためです。致命的な心停止が起こったとき、一秒でも早く治療を開始することが、患者さんが生き延びるためには最も重要だからです。

ところが、ここまで書いてきたように、街中でばったり倒れた人が仮に心停止でも、「ＡＥＤが全く効かないタイプの心停止」ということがありえます。では、「ＡＥＤが使えるかどうか」をどのようにして判断すればいいのでしょうか？

その答えは、「判断できなくてもＡＥＤは使える」です。

もう一度思い出していただきたいのが、ＡＥＤ＝「Automated External Defibrillator」の中の、「Automated ＝自動化された」という言葉です。ＡＥＤは、胸にシールのようなパッドを貼り付けるだけで、自動で心電図波形を読み取り、「電気ショックが必要かどうか」を音声で教えてくれるのです。

ＡＥＤで誰かを救おうとしている通りすがりの人が、「倒れた人の心電図波形がどのタイプか」まで知る必要は当然ありません。AEDは、自動音声で「心電図波形を解析しています」と告知し、その結果として、「電気ショックが必要です」または「電気ショックは不要です」という答えをくれます。電気ショックが必要だと言われたら、そこでボタンを押せばいいだけです(電気ショックが不要なら、ボタンを押さずに心臓マッサージを再開です)。

特殊な判断を必要としないのが、AEDの利点です。むしろ、一般向けに街中に設置するなら、このくらい自動化されていないと使い物にならない、と言ってもいいかもしれません。

低酸素脳症——酸素が足りなくなる「原因」はいろいろ

3年ほど前の話です。北陸地方のある高校で、野球部のマネージャーだった女子生徒が練習直後に倒れて入院し、約2週間ののちに亡くなってしまう、という痛ましい事例が報道されました。

ことのいきさつはこうです。

ある夏の夕方、女子生徒は学校から3キロ以上離れた野球場での練習に参加しました。練習後に男子部員と一緒に走って学校に戻ったのですが、玄関前で突然倒れてしまいます。女子生徒は普段マイクロバスで移動していたのですが、この日は怪我をした部員がバスに乗るなどしたため、監督が「マネージャーはマイペースで走って帰るように」と指示していたそうです。

この女子生徒の死因が「低酸素脳症」と報じられたことから、ネット上などで監督を非難する声が目立つようになりました。「低酸素脳症」という言葉から、「脳に酸素が足りなくなったせいで倒れた」と想像し、走って帰るよう指示した監督に責任があるかのように考える人が多かったのです。

また、メディアも「低酸素脳症」の言葉の意味を十分に理解していなかったようで、似たようなトーンで報じたことも、そうしたバッシングに拍車をかけました。

「低酸素脳症」とは、確かに脳に酸素が十分に行き渡らないことで起こる脳の障害なのですが、もともと健康な人が激しい運動をしただけで起こるようなものではありません。

低酸素脳症の定義は、「循環不全または呼吸不全などにより、十分な酸素供給ができなくなり脳に障害をきたした病態」であり、原因としては、「心筋梗塞、心停止、各種ショック、窒息など」が挙げられます。*2

つまり、血液の循環に関わる病気や、呼吸が障害される病気が起こった結果として、脳に酸素が足りない状態が持続して起こるのが低酸素脳症なのです。**女子生徒は「低酸素脳症で倒れた」のではなく、「何らかの病気が原因で倒れ、その結果として低酸素脳症になった」ということです。**

したがって、「死因は低酸素脳症」という報道は、患者さんを死に至らしめた根本的な原因には言及していません。

そもそも、報道では患者さんの詳細な死亡の原因まで明かされることは原則ありません。なぜなら、患者さんの病状に直接関わる個人情報を、医療者がマスコミ関係者に話すことはないからです。

今回の事例では、頻度の高さから考えると、第1章の「心臓麻痺」の項で書いた虚血性心疾患または致命的な不整脈から心停止に至ったケースが最も考えやすいのですが、あくまで想像に過ぎません。現場で実際に診療した医師でも明確な理由が分からないことはあるため、その真実については、マスコミ関係者はおろか誰にも分からなかった可能性すらあります。

いずれにしても、「低酸素脳症」はあくまで結果であって原因ではありません。報道などで使われたときは、誤解のないよう、注意が必要です。

ちなみに、脳は非常にデリケートな臓器で、血液が流れ込むことで常に酸素が脳に供給されていないと、あっという間に障害が起きます。

心停止が起こると脳への血流は完全に途絶えてしまいますが、ひとたび脳への酸素供給がなくなると、数秒以内に意識を失います。3～5分以上の心停止では、のちに心拍が再開したとしても脳に障害が残ります[*2]。とにかく可能な限り早く脳への酸素供給が再開されないと、脳は取り返しのつかないダメージを受けるのです。

こうなると、首から下が生きる力を取り戻しても、意識は永久に戻らない、という事態が起こります。このような経過で脳がダメージを受けた状態を、低酸素脳症と呼んでいるのが一般的です。

血を吐く――「血を吐いて倒れる」のはなかなか大変

「口から血を吐いた」と言うと、とにかく「分かりやすく重篤感のある症状」だと思います。こうしたイメージがあるためか、ドラマや漫画などでも「病気の重さ」を表現するために血を吐くキャラクターがよく登場します。どう考えても医学的には血を吐くような病気とは思いがたい人が、やたらに血を吐いて倒れるのです。

人が「口から血を出す」のは、医学的にはかなり限定的なシチュエーションです。その点では、エンタメに出てくるキャラは「血を吐きすぎ」と言ってもいいでしょう。

では、そもそも人はどんなときに血を吐くのでしょうか？

ここで、口から血が出るケースを大きく二つに分ける必要があります。一つは「吐血《とけつ》」、もう一つは「喀血《かっけつ》」です。

「吐血」は、食べ物の通り道、つまり消化管からの出血です。主に、のどから食道、胃、十二指腸までのどこか（「上部消化管」と呼びます）から出血し、その量があまりに多いと血液が逆流して吐血します。

一方「喀血」は、空気の通り道、つまり気道からの出血です。食べ物の通り道と空気の通り道は、口からのどの奥までは共通ですが、のどの奥で気管と食道の二手に分かれています。

ちなみに、食べ物の通り道に間違って空気が入ることは、普段から日常的に起こっています。食べ物や飲み物を飲み込むときに一緒に空気も飲み込むと、この空気が「げっぷ」や「おなら」になります。

逆に、空気の通り道に食べ物や飲み物が入ったら大事件です。体は何とか気道から空気以外のものを押し出そうとするため、「むせ」が起こります。普段からこのようなことが起きないよう、気道の入り口には喉頭蓋《こうとうがい》と呼ばれる蓋《ふた》がついています。ものを飲み込むときは、この蓋が自動的に気道を閉鎖してくれるのです。

さて、「血を吐いた」と言っても全てが「吐血」とは限りません。少なくとも他人には「口から血が出た」ということだけは分かっても、それが「吐血か喀血か」を区別できないからです。一方、本人にとっては、「嘔吐したら吐物に血が含まれていた（吐血）」のか、「咳をしたら痰に血が含まれていた（喀血）」のかを区別することは、その違いを知っていれば難しくないはずです。

吐血と喀血の区別は、その原因を探る上でとても大切です。皆さんが病院に行って自分の症状を医師に説明する際は、単に「血を吐いた」だけでなく、吐血だったか喀血だったかを意識して伝えられると、よりスムーズに治療が受けられるでしょう。

ここまで書いてきたように、**口から血が出たときは全て、食道や胃のような消化管か、気管や肺のような気道か、あるいは共通の通り道である口の中か（もしくは鼻から出て口に流れ込むか）、のいずれかで出血が起こっていることになります。**

当然ながら、脳とか肝臓とか腎臓のような臓器の病気が直接的な原因になって人が血を吐くことは決してないわけです（これらの病気が進行した結果として消化管や気道で出血すれば話は別です）。人が血を吐いて倒れるときは、必ず「口とつながった管」から出血しているのであり、逆にそうでない限り人は血を吐かないのです。

そう考えると、冒頭で書いたように、エンタメに出てくるキャラが妙に頻繁に血を吐いていることに気づけると思います。

さらに、「血を吐いて倒れる」という、ドラマなどでよく見るシーンにおいては、血を吐いた理由はともかく「なぜ倒れたのか」も今ひとつ判然としないことがよくあります。

出血して倒れる（意識を失う）としたら、それは前述の「貧血」の項で書いたように、多量に出血して血液が足りなくなったケースを考えます。これはもちろん現実に起こりうるのですが、「血を吐くタイミング」と「意識を失って倒れるタイミング」が、これほど都合よく一致することは決して多くありません。

例えば、胃で多量に出血した際に吐血してしまうのは、胃袋の中に血液が溢れかえってしまい、これが吐き気という不快感を催すからです。

一方、重度の貧血で倒れるのは、血液の量が足りなくなり、脳に十分な血流を維持するだけの血圧を保てなくなるからです。吐き気を催すくらい胃の中に血液が充満するタイミングと、血圧を維持しづらいほど血液の量が減るタイミングがいつも一致するとは限りません。

当然ながら、同じ量の出血が起こったとしても、もともとどのくらいの貧血があったか（あるいはなかったか）によって「倒れるタイミング」は変わってくるからです。

現実的には、吐血を繰り返すうち、ふらふらとふらついて倒れてしまう、ということはあってもいいかもしれませんが、「吐血した瞬間に卒倒する」というシーンは現実にはめったにない、と言ってよいでしょう。

以上のように、実は「血を吐いて、それと同時に倒れる」ためには、それなりにいろいろな条件を満たさなければならず、その頻度もドラマほどは多くないのですね。

先進医療――最先端だからよく効くとは限らない

「先進医療」という言葉の意味を誤解している人はかなり多いと感じます。「先進」という表現には「最先端」のようなポジティブなイメージがあり、それゆえ既存の治療よりも良い治療だと考える患者さんが多いのです。

実はそのイメージは、必ずしも正確ではありません。正しくは、「既存の治療よりも良いか悪いかまだはっきりとは分からない治療」と考えるべきだからです。

「先進医療」について、厚生労働省のホームページ「先進医療の概要について」には、「将来的な保険導入のための評価を行うものとして、未だ保険診療の対象に至らない先進的な医療技術等と保険診療との併用を認めたもの」

と書かれています。[*3]

分かりやすく言い換えれば、**新しすぎてその評価が定まっていないため、まだ保険診療として公費を投入して患者さんの自己負担を減らすのが難しい治療**、ということです。もちろん、将来的に保険が利くようになる可能性はありますが、まだ「目下研究中」です。患者さんが先進医療を受けるということは、未来の医療を良くするために研究に協力することを意味します。

既存の治療では得られないメリットがあるかもしれない一方で、既存の治療よりメリットが少ない、あるいは副作用などのリスクも大きいことが、のちに分かる可能性もあります。

現在患者さんが保険診療で受けられる治療は、健康保険の適用に至るまでに、このような数々の研究を経てきた歴史があります。逆に、こうした研究の結果、保険が利くレベルには到達できなかった治療もたくさんあります。世界中で次々と新しい治療が生まれ、そして十分な効果が証明されずに次々と消えているのです。

一方、保険の利く既存の治療は、「公費を投入してもいいくらい患者さんのメリットが大きいことが数々の研究から明らかになっている」と言えます。こうした治療のことを「標準治療」と呼ぶのが一般的です。

「標準」よりは「先進」の方が言葉のイメージはいいかもしれませんが、**「標準＝スタンダード」になるために数々の関門を乗り越えたのが標準治療、これから数々の関門を突破しようと目下努力しているのが先進医療、**ということです。

ここで必ず覚えておくべきなのは、国民皆保険制度のある日本においては、「効果が確かな治療ほど自己負担が安い」という事実です。これは、他のサービス業とは全く異なる医療の特殊な性格です。

世の中のほとんどのサービスは、多くのお金を払うほど質が良くなります。たくさんお金を出せば豪華な料理が食べられますし、いいホテルでいいサービスを受けられ、いい車に乗ることができます。

ところが、医療はそうではありません。なぜなら、健康保険制度によって公費が投入され、自己負担額が極めて低く抑えられているからです。具体的には、自己負担額が1～3割（つまり7割引から9割引）になるだけでなく、高額療養費制度によって月々の負担額がさらに低く抑えられる、という優れた仕組みがあるのです。

ここで改めて、先進医療の注意点を厚生労働省のホームページから抜粋します。

1 「先進医療に係る費用」は、患者が全額自己負担することになります。「先進医療に係る費用」は、医療の種類や病院によって異なります。

2 「先進医療に係る費用」以外の、通常の治療と共通する部分（診察・検査・投薬・入院料等）の費用は、一般の保険診療と同様に扱われます。つまり、一般保険診療と共通する部分は保険給付されるため、各健康保険制度における一部負担金を支払うこととなります。

以上のことから考えても、「先進」だから素晴らしい、とは必ずしも言えないことが分かると思います。

もちろん、私はここで先進医療を否定したいのではありません。先進医療には、厳しい基準のもとで将来性があると認められたものが選ばれます。その点で科学的根拠に乏しい高額な自由診療とは異なります。既存の標準治療より優先して受けたい、と考える人は、医療の特殊な仕組みをまず理解しておく必要がある、と考えているだけです。

そもそも「高いお金を払うほど良い医療が受けられるわけではない」という事実は意外に知られていません。特にがん治療の領域では、効果が十分に証明されていない高額な治療に過度な期待をし、数百万円という膨大な借金をしてしまう人までいます。

人は「未知のもの」に無限の可能性を見出します。「メリットとデメリットがともに明らかになっている治療」より、「メリットもデメリットも未知の治療」に賭けたい、と考えるものなのです。

この心理に関して、行動経済学の専門家である大竹文雄先生は、『医療現場の行動経済学』(東洋経済新報社)の中で、「損失回避」として分かりやすい例を挙げて説明しています。

もしあなたが以下の選択肢を前にした場合、どちらを選びたいと思うでしょうか？

①コインを投げて表が出たら2万円もらい、裏が出たら何ももらわない

②コインを投げずに確実に1万円をもらう

おそらく多くの方は、堅実な選択肢、つまり②の方を選ぶはずです。2万円をもらえるかもしれない賭けに出たい、と考える人は少ないでしょう。

では、次のシチュエーションならどうでしょうか？

①コインを投げて表が出たら2万円支払い、裏が出たら何も支払わない
②コインを投げずに確実に1万円支払う

不思議なことに、一つ目の質問では堅実な方を選んだ人でも、二つ目の質問ではリスクを負ってでもギャンブル性の高い①を選びたいと思うのではないでしょうか？

一つ目の質問では、もらえる金額の期待値は同じ1万円、二つ目の質問では、失う金額の期待値は同じ1万円です。しかし、二つ目の質問では「1万円の損失を確定させてしまうこと」を嫌うあまり、何も支払わなくて済むかもしれない賭けに出たくなるのです。50％もの確率で倍額を失うかもしれないのに、です。

このように、人は誰しも「損失の確定を回避したい」という心理があります。「既存の標準治療で70％の人に効果がある」という情報を見ても、「30％損する可能性」を確定させるくらいなら、「何％の人に効くか全く分からない新治療」に賭けたくなるのです。

自らの選択をのちに後悔しないためにも、「損失回避を優先したい」という心理は、ときに堅実な選択の邪魔をする、ということは知っておいた方がよいでしょう。

複雑骨折――バラバラに砕けていなくても「複雑骨折」

「複雑骨折」も、一般によく誤解されている言葉です。その字面から、骨がバラバラに折れた

状態だと思っている人が多いのですが、そうではありません。複雑に粉砕したように骨折するものは「粉砕骨折」と呼びます。

一方「複雑骨折」は、実は「開放骨折」のことを指します。「開放」という言葉が示す通り、骨が体外に露出しているような骨折は「開放骨折」なのですが、それだけでなく、骨折した部分が体の表面の傷とつながっているものは全て「開放骨折」です。「骨が直接見えているか否か」ではなく、「骨折部が外界と交通しているか否か」が問題なのです。たとえ表面の傷が小さくても、骨折部に細菌が入り込めば重篤な感染症を起こすリスクがあるからです。

また、他に骨折に関してよく誤解されるのが、「骨にヒビが入る」という表現です。

患者さんから、

「骨折したことはありませんが、骨にヒビが入ったことはあります」

といったセリフを聞くことがあります。

確かに「骨折」と言えば骨がボキッと折れた状態のみを想像するかもしれませんが、実は「ヒビ」も、医学的には紛れもなく「骨折」です。「骨は折れているけれど全体的な形が崩れず保たれている状態」を、医師が患者さんに分かりやすく説明するために「ヒビ」と表現することがあるのです。たとえるなら「茶碗にヒビが入っているが、まだ器として使える状態」です（「ヒビ」に医学的な定義がないので、必ずしも全ての医師がそう認識しているとは限りませんが)。

「ヒビ」であっても骨折には違いないため、軽視してはいけません。骨の形が完全に崩れた骨折と比べるとギプス固定で対応できるケースは多いものの、固定が維持できないと、のちに骨の形が崩れて手術が必要になることもあります。「ヒビだから大丈夫」と油断し、固定を自分で外してしまったり、通院をやめてしまったりするのは厳禁です。たとえ「ヒビ」であっても、きちんと骨折の治療を受けることが大切なのです。

ヘルペス――人生に大きく関わるヘルペスウイルス

「ヘルペス」と聞くと、何を思い浮かべるでしょうか?

多くの方は、「熱の華」や「風邪の華」と呼ばれる、口の周りや口の中にできるブツブツを想像するのではないでしょうか?

この病気の正式名称は「口唇ヘルペス」で、主にヒトヘルペスウイルス1(単純ヘルペスウイルス1型)というウイルスが引き起こすものです。

一方、同様の病変は性器に起こることもあり、これを「性器ヘルペス」と呼びます。主にヒトヘルペスウイルス2(単純ヘルペスウイルス2型)というウイルスが原因です(性行為により、口腔内から2型の方が検出されることもあります)。

いずれも、ヘルペスウイルス科というグループに属するウイルスの一種です。「口唇ヘルペス」は非常によく知られた病気で、この病気そのものを単に「ヘルペス」と呼ぶ人が多いため、さも「ヘルペス」が単一の病名であるかのように誤解されています。しかし、前述の通り「ヘルペスウイルス」は一つのグループ名であり、総称です。ここに挙げた2種類のほか、人間に感染するヘルペスウイルスは他にもたくさんあります。

例えば、誰もがよくご存知の「水ぼうそう（水痘）」を引き起こすのはヒトヘルペスウイルス3（水痘帯状疱疹ウイルス）ですが、たとえ「ヘルペスウイルス」が原因でも「水ぼうそう」を「ヘルペス」などと呼ぶ人はいません。

ヘルペスウイルスはひとたび人間に感染すると、体の中に潜伏したまま人間と共生するという不思議な性質を持っています。何かのきっかけで再度ウイルスが暴れだすと、その間に何らかの症状を引き起こします。この性質は、口唇ヘルペスができたり治ったりを繰り返すことを経験的に知っている人なら理解しやすいでしょう。

この点では水ぼうそうも同じで、幼い頃にかかるとその後も体にウイルスは潜んでいて、大人になってから再び暴れだすことがあります。このときに起こるのが「帯状疱疹」です。「水痘帯状疱疹ウイルス」という名前の通り、同じウイルスが子供と大人に異なる名前の病気を引き起こすのです。

一方、伝染性単核球症という病気を引き起こすEBウイルスは、ヒトヘルペスウイルス4とも呼ばれます。EBウイルスは、幼い頃に親から唾液などを介してうつることが多く、幼少期に感染すると何も症状は表れません。よって多くの人の体の中に、知らないうちにEBウイルスは潜んでいます。

ただ、ごく一部に、偶然幼い頃に感染せずに成長した人が、交際相手などから初めて感染するケースがあります。不思議なことに、思春期以降に初めて感染した場合に限り、高熱やのどの痛み、皮膚のブツブツなどのひどい症状を引き起こすため、これを「伝染性単核球症」と呼んでいます。

この特殊な性質から、この病気は「Kissing disease」（キスで感染する病気）と呼ばれることもあります（乳幼児期に感染しても症状が出ないため「病気」と認識されず、それゆえ「乳幼児期の感染」自体に病名はありません）。

また、子供がかかる突発性発疹、通称「とっぱつ」と呼ばれる病気は、ヒトヘルペスウイルス6と7が関与しています。ほぼ全ての人が乳幼児期に突発性発疹にかかり（症状が表れない子もいますが）、他のヘルペスウイルスと同様に、誰もがこのウイルスと共生している状態になります。

幼い子供が、たとえ一歩も外に出ず他の子供と接触しなかったとしても、突発性発疹にはかかります。家族の体の中に潜伏したウイルスが、子供に感染しうるからです。

最近、ある研究グループが、ヘルペスウイルス6型の影響で作られるタンパク質がうつ病の発症に関与していると報告した際、「うつ病引き金 ヘルペス関係か」という見出しをつけたウエブニュースがありました。

突発性発疹の原因となる病原体がヘルペスウイルスの一種である、と知っている人はほとんどいません。「ヘルペス」と言えば、一般にはやはり口唇ヘルペスのことだと限定的に認識されていますから、これは誤解を招きうるタイトルだと感じました。

いずれにしても、「ヘルペス」という言葉が単なる一つの病名ではないこと、ヘルペスウイルスが私たちの人生に大きく関わっている重要なウイルスであることは、知っておくとよいかと思います。

コラム②

○針縫った？

3針縫った！

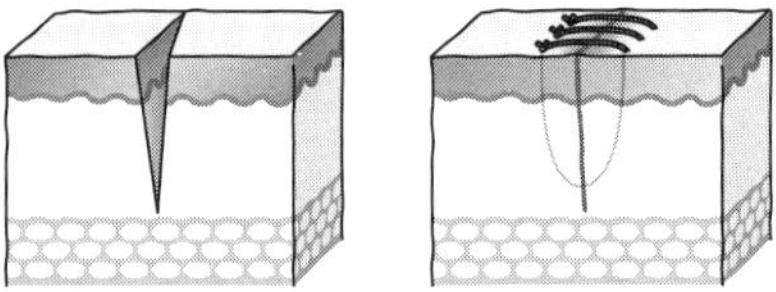

幼い頃、切り傷を作った友達が「3針縫った！」などと武勇伝のように語っていたのをよく思い出します。今でも、病院で傷を縫ってもらうと「何針縫ったか」を気にする患者さんが多いように思います。縫った数が怪我の重さに最も関連する因子だと捉えられている、つまり、「縫った数が多いほど怪我は重い」と考える人が多いのです。

実は、縫った数に関する医師の感覚は、患者さんのそれとはずいぶん違います。「何針縫うか」を決める要素は、傷の大きさだけでなく、傷の部位、深さ、形など、さまざまな条件によって変わるからです。

例えば、長い切り傷だったとしても、不潔な刃物で切った場合など感染リスクが高いときは、あえて糸の本数を少なくしてラフに縫う方がいいこともあります。細かく縫って中の空間を完全に閉鎖してしまうと、傷の中に膿や滲出液《しんしゅつえき》が溜まったときに出口がなくなり、感染が悪化する恐れがあるからです。

また、動物に咬まれた傷は特に感染リスクが高いため、しばらく縫わずに開けた状態で慎重に様子を見る、ということすらあります。重い傷であっても、縫う数が少ないどころか「0針」ということもあるのです。

また、怪我の重さを考えるときは、傷の大きさ、不潔さだけでなく、血管や神経など大事な器官を損傷していないかどうかにも注目します。

どれだけ長くて大きな傷でも、皮膚の表面だけのものであれば、よほどのことがない限り縫って縁を寄せておけば治ります。しかし、太い血管や神経などを損傷した場合は、治療後に後遺症が残る恐れがあります。たとえ長さの短い幅の小さな傷で、表面の縫う数が少なかったとしても、深くまで損傷していると「重い怪我だ」と捉えることになるのです。

さらに、医師は「縫う数」よりも糸の種類や細さを気にします。部位に応じて最適な糸を選べるかどうかが、傷をきれいに治せるかどうかを左右するからです。「何針縫ったか」より、「どんな糸でどんなふうに縫ったか」の方に興味があるのです。

私自身は、「何針縫ったか」を知りたい患者さんが多いことを踏まえて、「○針縫いましたよ」とあえて伝えることが多いのですが、医師によっては患者さんから聞かれない限り縫った数を伝えない人も多いと思います。ここまで書いてきたように、医学的にはさほど重要な情報ではないからです。

ただし、「何針縫ったか」はカルテには書きます。抜糸をする際に、縫った糸の本数をきちんとカウントできるようにしておくためです。傷が治る過程で、かさぶたの下に糸が隠れてしまったりすると抜糸の際に見つけにくく、糸が残ってしまうと患者さんが再び受診しなければならなくなるからです。

医師はたくさんの傷を縫うため、患者さんの顔を見て「この人は何針縫った」などと覚えておくことはできません。こうした治療に関わる情報はカルテにきちんと書き込んでおくことが大切なのです。

なお、私たちは「○針」を「○はり」ではなく「○しん」と音読みします。「3針」なら「さんしん」ですね。

第3章

あだ名で呼ばれている病気

正確な医学用語の方はあまり知られていないのに、なぜか「あだ名」だけが広く知られている病名はたくさんあります。「あだ名」がつくくらいなので、誰もがかかるような、なじみのある病気ばかりです。

あだ名の方があまりにもよく知られているせいで、私たち医療者も「いわゆる○○です」とあだ名で説明することも多く、患者さんも正確な病名が覚えられないまま、ということすらあります。

この章では、そんな「あだ名」で呼ばれる病気の正式名称と、その「あだ名」で呼ばれる理由を説明してみたいと思います。

脱腸——「腸」という臓器は存在しない

「ヘルニア」の項で説明した通り、本来お腹の中におさまっているべき臓器が筋肉の隙間を通ってお腹の外に出てきてしまう病気があります。

お腹には筋肉の隙間ができやすい部分がありますが、これが臍《へそ》と両足の付け根です。お腹の中の臓器が臍の隙間から出てくる病気は「臍ヘルニア」、足の付け根付近の隙間から出てくる病気は「鼠径ヘルニア」と呼ぶのでした。

大腸の分類

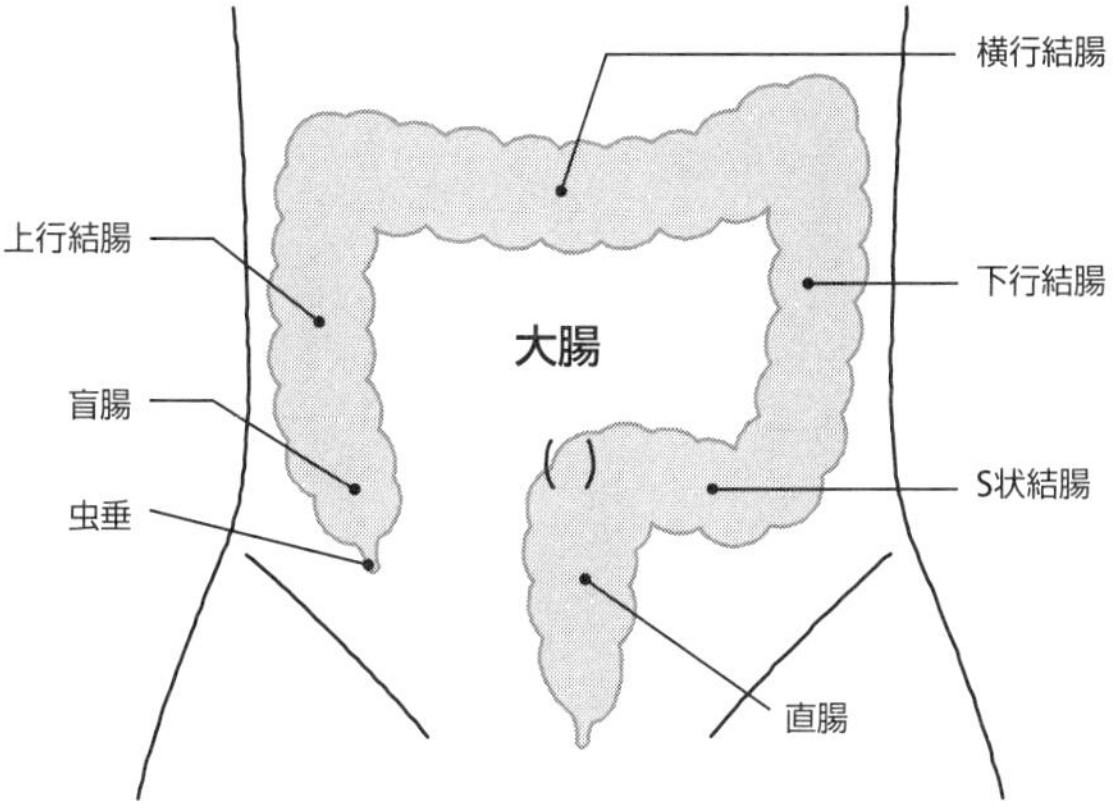

「脱腸」という言葉は、これらのヘルニアを患者さんに分かりやすいようあだ名で表現したものですが、実際は「腸」以外の臓器が脱出することもあります。例えば、卵巣が鼠径部に脱出しても鼠径ヘルニアですし、膀胱の一部が鼠径部に出ても鼠径ヘルニアです。

つまり、「脱腸」と呼べるのは、その名前の特性上、ヘルニアの中でも「腸」が脱出したケースのみということになります。

では、そもそもこの「腸」とは具体的に何のことなのでしょうか?

単に、「腸」と呼ばれる臓器は存在しません。大きく小腸と大腸に分け、小腸は十二指腸、空腸、回腸と細かく呼び分けます。上の図のように、大腸はさらに細かく分類します。

何ともややこしいですが、「腸」と呼ばれる臓器を医学的に整理すると、こういうことになるのです。便宜上「腸管」と総称することもあります。

よって「脱腸」というだけでは「何の腸」が脱出したのかは分かりません。CT検査をして、あるいは手術で確認して初めてその内容物が判明する、というわけです。

脱出することが多いのは、小腸やS状結腸、横行結腸などです。なぜなら、これらは長くて、お腹の中に固定されておらず、ヘビのようにぐにゃぐにゃと動くことができる「腸」だからです。

人によっては、生まれつき盲腸が固定されずにあちらこちらに動く人(「移動盲腸」と呼びます)がいて、その場合は盲腸が脱出することもあります。

いずれにしても、「脱腸」はとても幅広い概念を持つ言葉なのですね。

盲腸——昔は悪化して見つかるケースが多かったために……

さて、先ほど「盲腸」という言葉が出てきました。ここまで読んだ方ならもう誤解はないかもしれませんが、実は多くの人が「盲腸」を病気の名前だと思っています。実際にはもちろん、「盲腸」は病名ではなく場所の名前です。

前述の通り、大腸は盲腸、上行結腸、横行結腸……と細かく分けることができます。ちょうど、便の長い通り道である大腸に番地をつけているようなもので、盲腸もこの番地の一つです。

では、「盲腸」と間違って呼ばれている病気は、一体何なのでしょうか？

その正確な名前が「虫垂炎」です。「虫垂」とは、盲腸にぶら下がった細い管のような臓器です。この虫垂という部分に炎症を起こした病気が虫垂炎です。

ちょうど、肺の炎症が肺炎、胃の炎症が胃炎、中耳の炎症が中耳炎と呼ばれるように、臓器の炎症が「臓器名＋炎」で呼ばれるルールに従っているだけです。その点では、「盲腸」より「虫垂炎」の方が、よほど字面としても実態を理解しやすいでしょう。

虫垂炎は、超音波検査やCT検査など、検査の技術が発達したおかげで早期に診断・治療できるようになりましたが、昔は悪化してから見つかるケースも多かったようです。

虫垂炎がひどくなると、周囲に炎症が広がっていきます。近くの腹膜に炎症を起こして腹膜炎という状態に発展することもありますし、盲腸側へ炎症が広がれば、盲腸に炎症を起こす(盲腸炎)こともあります。こうした背景から、「盲腸付近に炎症を起こしている」という意味で、虫垂炎が「盲腸」と間違って呼ばれるようになってしまったのでしょう。

虫垂は細い管で、内腔は盲腸とつながっています。大腸は便の通り道ですから、細菌などの微生物がたくさんいます。これらが虫垂の細い空間に入り込んで増殖し、感染症を起こすと虫垂炎を発症するのです。

虫垂炎の治療としては、虫垂を切り落とす手術を行うのが一般的です。虫垂は、なくなっても生活に支障のない臓器です。ただし、近年は抗菌薬を使って炎症を抑えこむ手法を取ることもあります。治療法は、虫垂炎の重症度や患者さんの状態に応じてケースバイケースで決められます。

「盲腸」という言葉の方が「虫垂炎」よりよく知られていることを考慮して、あえて患者さんに「虫垂炎、いわゆる盲腸です」と説明したことはこれまで数え切れないほどあります。しかし、虫垂炎は病名、盲腸は臓器名ですから、この説明ではまるで「直腸がん、いわゆる大腸です」とか、「十二指腸潰瘍、いわゆる小腸です」と言っているのと同じで、医学的には全く意味をなしません。

「いわゆる盲腸」と私たちが奇妙な説明をしなくてもいいよう、「虫垂炎」という言葉が広まるといいのですが……。

水虫――「しらくも」「いんきんたむし」「ぜにたむし」も原因は同じ

「水虫」は日本国民に広く知られたあだ名ですが、正確には「白癬」と呼ばれる病気です。白癬菌という真菌（カビの仲間）が皮膚に感染して起こる感染症です。白癬菌は、皮膚の表面のケラチンというタンパク質を栄養源にして生きています。

白癬菌は体のいろいろなところに感染しますが、最も多いのが足です。靴下と靴の中で蒸れることで、足は真菌にとって繁殖しやすい高温多湿な環境になるからです。

白癬菌は全身のいろいろな皮膚に感染するため、足であれば「足白癬」、手であれば「手白癬」、頭（髪の毛）なら「頭部白癬」、股間なら「股部白癬」、股間以外の体に起こったものは「体部白癬」などと呼び分けます[*1]。

実は、足白癬を「水虫」と呼ぶだけでなく、他の部位の白癬にもそれぞれあだ名があります。頭部白癬は「しらくも」、股部白癬は「いんきんたむし」、体部白癬は「ぜにたむし」です。

少し厄介なのは、それぞれに固有のあだ名をつけると、それが同じ病気である（同じ病原体による感染症である）ことが一見すると分からなくなることです。原因が同じであることが知られていなかった時代に名づけられたあだ名なのでしょう。

余談ですが、チョウとガには生物学的な区別はなく、同じ「鱗翅《りんし》目《もく》」の昆虫です。なぜか日本語や英語では、外観や飛ぶ時間帯などの特徴から「チョウ (butterfly)」「ガ (moth)」と異なる名前をつけて区別するのですが、フランス語やドイツ語などではチョウとガを区別しません（ガを「夜のチョウ」とするなど説明的に区別はできますが、何よりチョウとガを総称する一つの名前が存在します）。

日本には、「チョウは明るい時間帯に飛び、きれいな模様で好かれる昆虫。ガは夜に飛び、地味な色合いであまり好かれない昆虫」という明らかなイメージの違いを感じる文化がありま す。

例えば「花の上をひらひらとチョウが舞う」と、「花の上をひらひらとガが舞う」という一節を見比べれば、その言葉が醸し出す世界観が全く違うことは、日本人なら誰でも分かるでしょう。つまり、チョウとガに異なる名前を与えた文化においては、「チョウ」と「ガ」という生物間には明確な「違い」があり、それゆえ「使い分ける必要性」は確実にあるのです。

そう考えれば、世の中には、唯一の正しい分類など存在しないことに気づきます。あるのは、実用性を考慮したときに、それぞれのシチュエーションで「都合がいい」分類があるだけです。

昆虫と同じように、学術的に正しい方法で病気を分類することは、「同じ検査や治療が必要だ」という判断の根拠にしやすい点で医学的には都合がいいと言えます。一方で、「水虫」や「いんきんたむし」のように、全く異なる名前で分類することもまた、社会的には都合がいいと言えるでしょう。日常生活に与える影響が全く異なる点でも、「足の病気」か「股間の病気」かを簡単に区別できるなら、それは便利な分類であるには違いないからです。

同じ「白癬」であるにもかかわらず、こうしたあだ名が生き残っているのは、そういう背景もあるのでしょう。

ものもらい・はやり目――ものもらい、またの名は「目ばちこ」

目の上が腫れて痛くなる病気のことは、通称「ものもらい」と呼ばれています。これは、正確には「麦粒腫《ばくりゅうしゅ》」という病気のあだ名です。*2

麦粒腫は、まぶたの上の汗を出す穴である汗腺や、まつ毛の少し奥にある、脂を分泌する穴（マイボーム腺）に細菌が感染して起こる感染症です。

マイボーム腺から分泌された脂は、目の表面を覆って涙の蒸発を防いだり、まばたきをするときの摩擦を減らす潤滑油のような働きをしたりしています。マイボーム腺の出口が詰まり、内部で炎症を起こしてできる腫れを「霰粒腫《さんりゅうしゅ》」と呼び、こちらも「ものもらい」と呼ばれることがあります。

ちなみに「ものもらい」のことは、関西では「目ばちこ」と呼びます。他の地域から関西にやってきた方が、一体何を指すのかさっぱり分からず困惑する言葉の代表例です。

一方、「はやり目」と呼ばれる目の病気もあります。これは、正確には「流行性角結膜炎」という病気のあだ名です。*2

目の中の角膜（黒目の表面の膜）と結膜（白目の部分の最も表面に近い層）の感染症で、こちらの原因となるのはアデノウイルスなどのウイルスです。この感染症は、手やタオルなどを介して大流行することがあります。この感染力の強さが「はやり目」というあだ名の由来です。

流行性角結膜炎は、学校保健安全法に定められた学校感染症（学校において予防すべき感染症）の一つで、児童・生徒がかかっているときは出席停止になります。出席停止期間は明確に定められているわけではなく、「学校医その他の医師が感染のおそれがないと認めるまで」ということになっています。一般的には、発症後10日程度が目安です。[*3]

肋膜炎――「肋膜」という膜はない、病気もない

高齢の患者さんは、今でもよく「肋膜炎《ろくまくえん》」という病名を口にします。皆さんも、高齢のご家族がいればそんな病名を聞いたことがあるのではないでしょうか？

実際には、「肋膜」という「膜」もなければ、「肋膜炎」という病気もない、と言うと驚く方が多いかもしれません。

「肋膜炎」は今では使われなくなった言葉で、正確には「胸膜炎」です。かつて「肋膜炎」は、一般的には「結核によって起こる胸膜炎」を指しました。

結核は、結核菌という細菌が原因で起こる感染症です。肺の病気だと思われがちですが、実は全身の至るところに病気を引き起こします。肺に起こったものは肺結核、小腸や大腸に起こるものを腸結核、腎臓に起こるものを腎結核などと称します。

ちなみに、脊椎（せぼね）に起こったものを結核性脊椎炎と呼びますが、この別名が「脊椎

カリエス」です。俳人である正岡子規が結核で亡くなったことはよく知られていますが、結核菌が脊椎を侵す脊椎カリエスで最後は寝たきりになった、と言われています。近年は結核に対する有効な治療が確立し、昔のように多くの人の命を奪うような病気ではなくなっています。

さて、肺の周りには胸膜という膜があるのですが、肺結核になると胸膜にも結核の病変が広がって炎症を起こすことがあります。この状態を結核性胸膜炎と呼びますが、これを昔は「肋膜炎」と呼んでいました。そして、この言葉の意味が広くなり、結核という病気そのものを指して「肋膜炎」、あるいは単に「肋膜」と呼ぶようになったようです。

なお、「肋膜」の「肋」の訓読みは「あばら」です。「肋骨《ろっこつ》」の通称が「あばら骨」であることを思えば、胸膜の通称が「肋膜」であるのは腑に落ちますね。

いずれにしても、今では「肋膜」は医療現場で全く使われることのない言葉です。

蓄膿——「鼻」とは全く関係ない言葉なのに……

蓄膿《ちくのう》や蓄膿症も、よく知られたあだ名です。一般的には「副鼻腔炎」のことを指してこう呼びますが、やはり医療者同士では使うことのない言葉です。ただし、一般によく知られていることを考慮して、患者さんを相手に「いわゆる蓄膿です」と分かりやすく伝えることはあります。

副鼻腔炎は、副鼻腔という顔の奥にある複雑に入り組んだ空洞で炎症が起こり、鼻詰まりや顔の痛み、鼻水がのどに垂れるなどの症状が出る病気です。この空洞の中にどろっとした膿が溜まることもあり、これが「蓄膿」という言葉の由来です。

副鼻腔炎にもいろいろなタイプがありますが、昔は衛生状態が悪く、このように汚い膿が溜まる「蓄膿」が多かったと言われています。しかし近年は、好酸球（白血球の一種）が局所に多く出現する「好酸球性副鼻腔炎」と呼ばれるタイプが増えているなど、昔からある汚い膿が溜まる典型的なもの以外も多く見られます。

さて、ここで、とても不思議なことに気づきます。「蓄膿」自体には鼻や副鼻腔を意味する言葉が一切含まれていないことです。「蓄膿」は、字面としては「膿」が「蓄積する」という意味しか持たないはずなのですが、なぜか副鼻腔炎という特定の病気のあだ名として使われることが多いのです。

お腹の中や頭の中、胸の中、皮膚の下や筋肉の中など、体のあらゆる場所に膿が溜まることはあるのですが、それらが「蓄膿」と呼ばれることはまずありません。

『広辞苑 第七版』によれば、「蓄膿症」は、

「普通には、慢性の副鼻腔炎の場合をいい……」

とあるものの、

「肋膜腔・副鼻腔・関節・脳腔などの体腔内に膿のたまる疾患」

とあり、他の部位でも「蓄膿」は使ってもいいことになっています。

（ここで「肋膜腔」が出てきましたが、前述の通り今では使わない表現です。ちなみに「脳腔」という言葉もありません〈正確には脳室〉。これに限らず、『広辞苑』では驚くほど古い表現がたくさん使われています）

しかし、そもそも「膿が溜まる状態」を指す言葉としての「蓄膿」自体が、医学的に正確な表現ではありません。では、正しい医学用語は何なのでしょうか？

それが、「膿瘍《のうよう》」です。

例えば、前述の虫垂炎がひどくなって孔が空いてしまい（穿孔）、そこから周囲に感染が広がり、膿の塊ができてしまうことがあります。この膿の塊は、まさに「膿が溜まった状態」、すなわち、ある意味で「蓄膿」なわけですが、これは「腹腔内膿瘍」と呼びます。読んで字の如く「お腹の中に膿が溜まった状態」です。同様に、皮膚の下に膿が溜まれば「皮下膿瘍」、脳に溜まれば「脳膿瘍」、肺に溜まれば「肺膿瘍」です。

繰り返しますが、これらが医療現場で「蓄膿」と呼ばれることは決してありません。

痔――「いぼ痔」「きれ痔」「あな痔」は違う病気

「痔」というのも、ある意味ではあだ名です。実は、単に「痔」と呼ばれる病気はありません。痔核《じかく》、裂肛《れっこう》、痔瘻《じろう》という、全く異なる三つの肛門の病気を、なぜか一括りにして「痔」と呼んでいるだけです。

少し厄介なのは、この全く異なる三つの病気のそれぞれに、一見すると「兄弟」のようなあだ名がついていることです。痔核は「いぼ痔」、裂肛は「きれ痔」、痔瘻は「あな痔」です。

これらは、「肛門に起こる病気」という一点で共通しているだけですから、いわば三兄弟のごとくまとめてしまうのは誤解のもとではあります。目や鼻に起こる病気をひとまとめにした通称などないのですから、「痔」というまとめ方は肛門特有の不思議な習慣です。

とはいえ、肛門に起こる病気の中で、この「三兄弟」が占める割合が大きいのも事実で、痔核が約60％、裂肛が約15％、痔瘻が約10％です[*4]。つまり、肛門の病気の実に85％をこの三大疾患が占めている、というわけです。

さて、痔核（いぼ痔）とは、ご存知のように肛門にいぼのような「おでき」ができる病気です。痔核はさらに、肛門の内側にできる内痔核と外側にできる外痔核に分けられます（正確には肛門にある歯状線と呼ばれるラインの内と外で区別します）。

原因としては諸説あり、静脈の流れが淀んだせいでできる、肛門クッションと呼ばれる組織が弱くなって起こる、などと言われていますが、はっきりした原因は分かっていません。
「どんな人にできやすいか」については さまざまな報告があり、排便時に怒責《どせき》（いきみ）をする人やトイレに長時間座る習慣のある人が痔核になりやすい、とする研究結果があります。また、重いものを扱う職業や、長い時間座ったままで仕事をする職業の人に多い、とも言われています。[*4]

一方、裂肛（きれ痔）は、肛門の縁にできる切り傷（裂創）やびらん（表面のえぐれ）などの総称です。こちらの原因としては、慢性的な便秘で硬い便が肛門を通過する際に傷ができる、とする説がありますが、便秘でない人にも裂肛は生じるため、はっきりした単一の原因があるわけではないようです。

最後に痔瘻（あな痔）ですが、これは肛門周囲の感染症が内側の筋肉（括約筋）の周囲に広がり、「瘻孔《ろうこう》」と呼ばれる孔を作ってしまう病気です。その成因はやや専門的なのでここでは割愛しますが、いずれにしても、前二者とは全く違う病気です。

以上のように、「痔」と呼ばれる三つの病気は、原因も治療法も何もかもが違います。「痔」にかかっている人は自身のことを「痔主《じぬし》」などと俗に呼ぶことがありますが（もちろん正しい医学用語ではありません）、患者さん同士がお互い「痔主」だと思っていても、全く異なる病気にかかっている可能性があります。誤った解釈から治療の遅れにつながらないよう、ぜひこの違いは覚えておいてください。

余談ですが、痔を「ぢ」とするのは歴史的仮名遣いで、今では「じ」とするのが正確です。辞書にも「痔」は「じ」としか書かれていません。「ぢ」と言えば、痔の薬を販売する会社「ヒサヤ大黒堂」のロゴマークが有名なので、こちらの方が正しいと思う人も多いようです。

整形外科領域のさまざまなあだ名——四十肩、突き指、ぎっくり腰etc.

骨や筋肉の病気や怪我には、とにかく多彩なあだ名がついています。

例えば「肉離れ」は、正確には「筋挫傷」です。スポーツ中などに筋肉に急に強い力が加わったことで、筋肉の線維（人体に対して使うときは「繊維」ではなく「線維」を使います）が損傷してしまう状態です。

次に「四十肩」や「五十肩」。その名の通り、40代で症状が出れば「四十肩」、50代で症状が出れば「五十肩」などと区別して呼んでいるのですが、医学的には「肩関節周囲炎」という肩の炎症です。原因ははっきりしていませんが、中高年以上の方に起こりやすい病気です。

「むちうち」は、「頸椎捻挫」です。「捻挫《ねんざ》」はよく知られた病名ですね。頸椎は首の骨のことです。

ちなみに、これまで何度か書いているように、背骨《せぼね》のことは正確には「脊椎」と呼び、小さな骨が首からお尻まで連なってできています。脊椎を部位別に分けると、首の部分が「頚椎」、胸（背中）の部分が「胸椎」、腰の部分が「腰椎」、その下の部分が「仙骨」、最後にお尻の表面で硬く触れる骨が「尾骨」です（尾骨には「尾てい骨」なる俗称がありますが、正確には尾骨です）。

さて、「突き指」もよく使われるあだ名ですが、これについては一単語で言い表せる正確な医学用語がありません。「ボールやもので指を打撲したことで、指先に大きな力が加わって起こる指の怪我」の総称でしかないためです。その中には骨折や脱臼、腱や靭帯の断裂など、さまざまな状態が含まれています。[*5]

「ぎっくり腰」も正確な病名ではありません。一般的には「ぎっくり腰」は、重い荷物を持ち上げたり勢いよく立ち上がったりしたときに、腰の筋肉や筋膜が傷ついた状態を意味しているようです。

一方、「ぎっくり腰」に近い概念を持つ、医学的に正確な用語に「急性腰痛症」があります。筋膜炎や筋損傷のほか、椎間関節炎、椎間板損傷など椎間板に問題があって起こる痛みまでを広く含む総称です。「ぎっくり腰」も「急性腰痛症」も単一の病気を表す言葉ではないことに注意が必要です。[*6]

ちなみに、「腰痛持ち」という言葉があるように、腰痛に悩む人は非常に多く、厚生労働省の国民生活基礎調査によれば、腰痛は最も多くの人が持つ病状の一つとして挙げられています。

腰痛の原因となる病気はとにかく多様です。骨や筋肉に関わる痛みだけでなく、神経や内臓、血管由来のものから、精神疾患によるものまであります。これら以外の原因のはっきりしない腰痛もかなり多く、医師をも悩ませる疾患です。

このように、筋肉や骨のトラブルは多くの人に起こるだけに、それぞれに呼びやすいあだ名がついているのでしょう。

コラム③

医療従事者は左右をよく間違える

医療従事者は、実は「右」と「左」の使い分けが苦手です。「いきなり何を言い出すのか」と不思議に思ったでしょうか。

例えば、目の前にあるポスターを見て、ポスターの左側を「右」と言ってしまったり、右側を「左」と言ってしまったりすることがよくあるのです。

なぜこんなことが起こるのでしょうか？

実はレントゲンやCTなどの画像は、画面の左が「患者さんにとっての右」、画面の右が「患者さんにとっての左」で表示されるからです。

皆さんが「右」「左」を誰かに伝えたいとき、「〇〇に向かって右」といったように、ある視点を設定し、その視点から見て左右のどちらであるかを伝えることが多いと思います。向いている方向が違えば左右は入れ替わるからです。

例えば、「コンビニの方を向いて右」は「コンビニに背を向けて左」ですから、「右」や

「左」は、向いている方向によって常に入れ替わりうる表現です。日常生活では、誤解を招かないよう「東西南北」で表現する、という手もあります。

ところが、患者さんの病気や怪我について説明するときの「右」や「左」は、常に「患者さんにとっての右や左」です。当たり前のことですが、「右の肺炎」とか「右手の骨折」というのは、医師が患者さんと対面していようと、背中を向けていようと、常に「右」だからです。この場合、「患者さんに向かって右」などと言うことはありえません。

よって、レントゲンやCTなどを見ながら何かを説明するときは、「向かってどちら側か」という発想はなく、無意識に左を「右」と呼び、右を「左」と表現します。これが完全に習慣化してしまった結果、目の前のものの右と左を逆に説明してしまうことがあるのです。

特に苦手なのが、人が写っている写真やポスターを見ているときです。写真の左は被写体の右なので、思わず写真の左右を被写体にとっての左右で表現してしまい、聞いている人を混乱させてしまったりします。

ちなみに、CTやMRIでは体を輪切りにした断面を観察できます。画面の右が「患者さんにとっての左」になるのは、寝ている人を足の方から見上げた状態の断面が表示されるからです。当たり前なのですが、寝ている人を足の方から見ると、「向かって左」は「患者さんの右」です（逆に寝ている人を頭の方から見ると「向かって左」は「患者さんの左」で一致します）。

ただし、CTやMRIでは、画像を再構成して縦の断面を表示することもできます。すると、画面の左は「患者さんの前」になることもあります。

さて、患者さんの体について説明するときは、「左右」以外にも厳密に方向の呼び方が決まっています。頭から足先までの軸だと、「頭側《とうそく》」「尾側《びそく》」です。人に「尾」はありませんが、お尻の骨を「尾骨」と呼ぶ、というのは前述の通りです。

また、人の前と後ろの軸だと、「腹側《ふくそく》」「背側《はいそく》」です。さらに、胃や小腸、大腸のような消化管などを表現するときは、「口側《くちそく》」「肛門側《こうもんそく》」です。消化管は口から肛門まで一本道なので、この方法で確実に一つの方向を示せます（正確には「口側《こうそく》」なのですが、肛門側と紛らわしいので慣用的に「くちそく」と読みます。あえて英語で「oral《オーラル》」「anal《エイナル》」と呼ぶこともあります）。

他にも、体の中心寄りであることを「内側」、中心から離れた側寄りであることを「外側」と呼びます。この読み方は「ないそく」「がいそく」で、「うちがわ」「そとがわ」ではありません。

患者さんに対する医療行為は、たいてい複数の医療スタッフが一緒に行います。よって、どこから見ても同じ呼び名になるような名称を使わねばなりません。

例えば、先輩医師が部下に「そのちょっと左！」と指示しても、立ち位置が違えば左右も変わってしまいます。一方、前述のような定まった呼び名を使えば、立ち位置によらず同じ言葉を使うことができます。

これはまさに、地理的な位置を「東西南北」で表現するのと同じなのです。

第4章 分かりにくい医者の言葉

医療現場で日常的に用いられていて、医師は一般的な用語だと思い込んでいるものの、患者さんにはあまり知られていない言葉があります。

医師になって長い年月が経つと、専門用語や業界用語にあまりに慣れ親しみすぎて、一般的にも知られた言葉だと誤解してしまうのです。他の医師が患者さんに話すのを横で聞いていて、「その言葉ではなかなか伝わらないだろう」と感じることもよくあります。

この章では、医師がよく使うものの患者さんには伝わりにくい用語を集めて解説します。

侵襲——患者さんの体に与えるダメージ

医師は、かなり頻繁に「侵襲《しんしゅう》」という言葉を使います。例えば、胃がんの治療について、「手術は侵襲が大きな治療ですが、内視鏡治療はそれより侵襲が小さな治療です」というような使い方です。

「侵襲」を辞書で調べると「生体内の恒常性を乱す可能性のある外部からの刺激」（『大辞林 第四版』、『広辞苑』には掲載なし）となっていて、私たち医師が認識している定義に一致します。もう少し分かりやすく書くと、「治療や検査が患者さんの体に与えるダメージ」というニュアンスです。

この言葉の背景には、「ほとんどの医療行為は何らかの形で患者さんの体を傷つけるものであり、そのデメリットを上回るメリットが得られるからこそ、その行為が正当化される」という大前提があります。

お腹や頭を切り開く手術から、皮膚に注射針を刺す処置まで、あらゆる医療行為は「医療者が医学的な必要性のもとに行う」という条件がなければ傷害罪や暴行罪に当たる行為です。手術は極めて大きな侵襲を伴う医療行為ですが、その大きなデメリットを超越するメリットが得られる見込みがあるなら、その行為は特別に許容される、というわけです。

そこで、患者さんに何らかの医療行為を施すときは、必ずその侵襲の大きさを見積もる必要があります。侵襲に比して効果が小さいなら、その行為は正当化されません。逆に言えば、たとえ小さな効果であっても、侵襲がそれよりわずかなら、その行為は正当化されうるとも言えます。

近年の医療現場では、「医療行為の侵襲をできる限り小さくし、同時に得られる利益を最大化すること」が強く求められてきました。こうした観点から見れば、これまでの医学の進歩によって「外科医の仕事は内科医によって次々に奪われてきた」とも言えます。

例えば、胃がんや大腸がんなどのがんを治療するには、昔は全て手術が必要でした。しかし今では、ごく初期の段階の胃がんや大腸がんなら、手術をしなくとも内視鏡で表面を削り取るように切除できます。

手術を行うのは外科医ですが、内視鏡治療を行うのは内科医です。かつては、胃カメラや大腸カメラで胃がんや大腸がんを観察し、診断を行うところまでが内科医の仕事だったわけです。ところが、「内視鏡でせっかく観察したなら、そのまま削り取ってしまえばいいじゃないか」という発想が生まれます。

そうして、特殊なメスが開発され、カメラの画質が向上し、安全に内視鏡治療が行えるようになりました。全身麻酔をしてお腹を切り開くよりはるかに小さな侵襲で、同じ効果を得られるようになったのです。

他にも似た例があります。

狭心症や心筋梗塞は、心臓の周りを取り巻く冠動脈という細い血管が狭くなって起こる病気です。冠動脈は、心臓を構成する筋肉（心筋）に絶えず血液を送り、栄養を供給している大切な動脈です。ここが狭くなったり詰まったりすると、心筋に血流が足りなくなり、ひどいときは心筋が壊死してしまいます。

昔は、血管の狭くなった部分を迂回するルートを新たに作って心筋への血流を再開させるバイパス術が必須でしたが、今では条件を満たせばカテーテルで治療できるようになっています。カテーテルとは、血管内に入れる細くて長い管のことです。手首の動脈などからカテーテルを挿入し、X線で観察しながら管の先を冠動脈まで進め、その先端で狭くなった部分を広げるのです。

手術を行うのは心臓外科医ですが、カテーテル治療を行うのは循環器内科医です。従来は、カテーテルを使って冠動脈に造影剤を注入し、X線を使って血管の状態を観察し、「どこがどのくらい狭くなっているか」を診断するところまでが内科医の仕事だったわけです。

ところが、「カテーテルでせっかく観察したなら、そのまま狭いところを広げてやればいいじゃないか」という発想が生まれます。そうして狭い血管を広げる特殊な器具が開発され、カテーテル治療ができるようになりました。

こちらも、小さな侵襲で同じ効果が得られるようになった例です。

では、外科医の仕事はますます減ってきたのか、というと、そんなことはありません。なぜなら、外科手術の侵襲も同様に小さくなったおかげで、これまで大きな手術を受けづらかった高齢者なども、若い人と同じ手術が受けられるようになったからです。

腹腔鏡手術やロボット手術などであれば、かつてよりはるかに侵襲を小さくすることができるようになったのです。

このように、「侵襲」は、医療行為にやむを得ず伴う身体的なデメリットを説明するときに必須になる言葉なのです。

ステージ——決め方・段階はがんの種類によって全く違う

「ステージ」とは、がんの進行度を表す正式な用語で、「病期」とも言います。報道やドラマなどでも「ステージ」という言葉がよく用いられるため、その意味をご存知の方も多いでしょう。

一方で、ステージの決め方や、段階の数ががんの種類によって全く異なることまでは、知らない方も多いと思います。実は、このように「メディア等の影響で部分的には正確な知識がある」というケースでは、思いもよらぬ誤解が生じやすいのです。

例えば胃がんには、ⅠA、ⅠB、ⅡA、ⅡB……Ⅳまで全部で8段階のステージがありますが、大腸がんには、0、Ⅰ、Ⅱa、Ⅱb……Ⅳcまで全部で11段階のステージがあります。

このステージの分類方法はがんの種類によって全く異なり、それぞれの「取扱い規約」と呼ばれる資料で定義されています。がんの種類ごとに分類の仕方はあまりに違うため、例えばステージⅡAの胃がんとステージⅢaの大腸がんの進行度を比較することはできません。どちらが進んでいるか、とか、どちらがまだ軽いか、といった比較をするのは全くナンセンスです。

たとえるなら、

「1キログラムの米と、1000円の米、どちらがお得か？」

と問われるようなものです。分け方のものさしが違うのですから、答えようがないでしょう。

さらに注意すべきなのが、同じ「ステージⅣの胃がん」であっても、その病状は患者さんによって多種多様だということです。

ステージⅣの胃がんとは、簡単に言えば胃以外の臓器に転移（遠隔転移）を起こすくらい進行した状態のことです。しかし、肝臓にごく小さな米粒大の転移があってもステージⅣですし、お腹の中全体にがんが広がっている場合もステージⅣです。

当然、これだけ広い幅の病状を同じステージⅣに含めているのですから、ステージⅣの患者さん同士でも治療方針はケースバイケース、生きられる期間もさまざま、ということになります。ステージⅣだからといって「末期」というわけではない、というのは第1章で説明した通りです。

ステージという言葉がよく知られているせいで、「病気は段階的にシンプルに分けられる」、かつ「同じステージなら似たような性質だ」と考えている患者さんが多いのですが、実情はそう単純ではない、ということです。

自分と同じステージの著名人に関するニュースを見たり、同じステージの患者さんのブログやSNSの投稿を見たりして病状を比較し、不安になってしまう人は少なくありません。患者さん同士でステージに関して情報交換した結果、

「なぜあの人と同じ状態なのに自分は違う治療をされているのか？」

と思わぬ誤解をし、主治医に対して不信感を募らせてしまう人すらいるのです。

「ステージ」という言葉の持つ正確な意味を、十分に知っておいていただきたいと思います。

治る——患者さんからの「治りますか?」に答えるのは難しい

第1章の「全治○カ月」の項目で、「治る」という言葉を定義するのが難しい、という話をしました。

特にがんは、どの時点で「治る」と言うべきかが難しい、という意味で、患者さんに「治る」という言葉を使える機会はあまりありません。強いて言うなら、ごく初期の段階で治療を開始できた患者さんに対して、「再発する可能性が極めて低い」という意味で「ほとんどの方が治ります」と伝えることはあるでしょう。

しかし多くの場合、患者さんから「治りますか?」と問われても、シンプルに「治る」「治らない」の二択で答えることはなく、あくまで具体的な治療プランと予測される経過を説明するのが一般的です。ここまでは第1章で書いた通りです。

他にも注意すべきなのが、私たち医師がイメージしている「治る」と、患者さんがイメージする「治る」が異なるケースがあることです。

例えば、ある患者さんが顔の小さな切り傷を医師に縫ってもらったとします。医師は、「1、

2週間程度で治りますよ」と伝え、1週間後に抜糸、そのまま通院は終了となりました。ところが1カ月後、患者さんからこんな連絡を受けます。

「傷痕がまだ残っている。1、2週間で治ると聞いていたのにこれでは困る。仕事にも復帰できない」

もちろん架空のエピソードですが、トラブルに発展した原因は、医師と患者さんとの間で「治る」という言葉の定義が違っていて、この認識のずれを最初に埋められなかったことにあります。

医師は「治る」を、「通院を終了できる」「薬を塗らなくてもよくなる」「日常生活に復帰できる」といった意味で使っていました。一方、患者さんは「怪我をする前の状態に復帰する」という意味で「治る」を使っていた、というわけです。

医師は、「切り傷ができた場合、その傷痕（瘢痕）は、目立たなくすることまではできても完全に消すことは難しい」と考えています。しかし、怪我をしたり病気になったりした患者さんが目指しているのは、たいてい「怪我をしたり病気になったりする前の自分」です。

もちろん、わずかな擦り傷や、風邪やインフルエンザのような急性の感染症など、「完全な元通り」を目指せる病気もあります。しかし、「完全な元通り」に戻るのが難しい病気もかなり多いのです。**医師と患者さんとの間で目指すべきゴールを共有しておかないと、思わぬすれ**

違いが起きてしまうということです。

患者さんとしても、「治る」「治らない」といったあいまいな言葉で医師とやりとりをするのではなく、具体的に「どの地点を目指せるのか」を医師から聞き出しておいた方が、お互いの信頼関係を維持するためにも得策です。

さて、「治る」と似たようなイメージで使われているものの、使い方に注意が必要な言葉に「寛解《かんかい》」があります。

「寛解」を辞書で調べると、

「病気そのものは完全に治癒していないが、症状が一時的あるいは永続的に軽減または消失すること」（『広辞苑 第七版』）

「病気の症状が軽減またはほぼ消失し、臨床的にコントロールされた状態。治癒とは異なる」（『大辞林 第四版』）

と書かれています（「治癒」は「治る」と同じように使われる、比較的あいまいな言葉です）。

「完全に治癒していない」「コントロールされた状態」というのがポイントで、あくまで治療によって病気が制御されていて、「治ったとは言いがたい状態」であることに注意が必要です。

「寛解」という言葉は、特にがんに対して使われることが多いのですが、国立がん研究センタ

ーの情報サイト「がん情報サービス」では、「寛解」について、

「一時的あるいは永続的に、がん（腫瘍）が縮小または消失している状態のことです。寛解に至っても、がん細胞が再びふえ始めたり、残っていたがん細胞が別の部位に転移したりする可能性があるため、寛解の状態が続くようにさらに治療を継続することもあります」

と、具体的に説明されています。

ここで、なぜがんが「消失している状態」なのに再び増え始めることがあるのか、疑問に思った方がいるでしょう。「消失」とは、一体どういう意味なのでしょうか？

分かりやすく説明しましょう。

がん細胞の一つ一つは、当然ながら肉眼では見えません。約1センチのがんの塊には約10億個のがん細胞がいるとされています。

一方、肉眼で、あるいはCTやMRIなどの画像検査でがんの存在を確認するには、ある程度の大きさが必要です。0・5ミリや1ミリといった微小な病変は、小さすぎて発見することができません。数千万個のレベルでがん細胞がいるのに、です。

つまり、検査の結果「がんが消失している状態」と見なされても、それは「本当に存在しない」のか「肉眼でも検査でも検出できないレベルで存在している」のか、その区別ができない状態なのです。

「あること」を証明するのは簡単ですが、「ないこと」を証明するのは極めて難しい。これはいわば「悪魔の証明」です。

しかし、「治療の終了」や「通院の終了」「社会復帰」などを、何らかのタイミングで医師は患者さんに通知、許可しなければなりません。**もし「治ったこと（がん細胞が根絶されたこと）」を確実に証明しないと通院をやめられないなら、ひとたびがんにかかった患者さんは永久に病院に通い続けなければならないから**です。

そこで、

「過去の数々の研究に基づいて、このくらいの期間再発がない状態を維持できれば通院・治療を終了しましょう」

という基準が、各種のがんで定められているのです。医学的に「治癒」を定義できなくても、社会的には「治癒」を定義しなければならない。これは第1章でも書いた通りです。

最後に、ここまで読んで、

「それなら一つ一つの細胞レベルでがんが存在するかどうかを検出できる機械を開発すればいいじゃないか」

と思った方がいるのではないかと思います。

「ＡＩでも使えば、そんなことはきっとすぐにできるはずだ」

とおっしゃる方もいるでしょう（最近とみに「AIを使えば何でも解決できるはず」という指摘が多いのです）。

こうしたツールは存在しないのですが、仮にあったとしても決して使い物になりません。そんな機械で体を調べたら、全身の至るところにがん細胞が見つかるに違いないからです。

がん細胞は、細胞分裂の過程で一定の割合で現れ、そして免疫の機能によってその都度排除されています。健康な人であっても、1日あたり数千個のがん細胞ができては除去されているのです。

もし、がん細胞が一つでもある状態を「がん」だと定義するなら、あらゆる人が「がん患者」になってしまいます。つまり、**体の防御機構をすり抜けてがん細胞が異常に増殖し、命を脅かすことが予想される状態になって初めて治療する意義が生まれ、その状態を「がん」と呼ぶのです。**

逆に言えば、治療が必要だからこそ病気と定義できるのであって、治療しなくていいのなら、それはもはや病気ではありません。病気が「ある」から治療が必要なのではなく、「人の命を脅かす」あるいは「不快な症状を引き起こす」から治療が必要なのであって、この「治療が必要な状態」を事後的に「病気」と呼ぶのです。

これはがんに限った話ではありませんが、「どの段階から病気と見なして治療を開始するか」「どの段階から『病気ではなくなった』と見なして治療を終了するか」は、科学的なデータに基づいた上で、ある程度は恣意的に決めざるを得ない、というのが医学の難しいところです。

認める――なぜ「ある」ではなくて「認める」なのか

医師が医療現場でよく使う独特の表現に、「〜を認める」があります。例えば、CT検査の結果を見ながら、

「ここに腫瘍を認めます」

などというふうに使い、あえて「ここに腫瘍が〝あります〟」とは言わないのです。

「認める」では、「腫瘍があるのかないのか」がはっきりしない、と感じる方も多いでしょう。なぜ、あえて「認める」なのでしょうか？

実は、「腫瘍があるかないか」について真実は誰にも分からないからです。

私はよく患者さんに、「検査は病気の影絵を見るようなものだ」と説明します。実物を直接見ているわけではなく、光をさまざまな方向から当て、その影絵を見て実物を頭の中で想像する。これが検査結果の「解釈」という作業です。

実際、検査の結果として腫瘍を「認めて」も、手術をして切除し顕微鏡で観察してみると、

がん細胞はいなかった、ということはあります。精密検査の結果、予測が覆ることもよくあります。一つの検査によって得られた情報は、あくまで一方向から当てた光によってできた影絵に過ぎません。

そこで、「実際にある」かどうかは分からないが、「あると解釈できる」とは言える、というニュアンスで、医師は「認める」という表現を使うのです。どんな名医が見ても、どれだけ性能のいい機械を使っても、常に「あると解釈できる」が限界だからです。

むろん、患者さんに「認める」という言葉を使うだけでは、正確に理解するのは難しいはずです。そこで私たちは、「〇〇のサインがあります」「〇〇の兆候があります」「〇〇が疑わしいと考えています」と説明した上で、「他の検査で調べないと実際どうなのかはまだ分かりません」という言葉を加えることになります。

逆に「ない」ときにも、「腫瘍がありません」とは言いません。医師がよく使うのは、「腫瘍を認めません」ないしは「腫瘍は指摘できません」という表現です。

「これでは実際あるのかないのか分からない」とお叱りを受けそうですが、現実に「ない」ことの証明はできないのですから、一つの検査結果の解釈として「存在が見受けられない」と言うのが限界です。

また、医師は「〜を疑う」という言葉もよく使いますが、これも同様の意図です。多くの場合、検査を繰り返しても「白か黒か」がはっきりするわけではありません。**複数の検査結果を統合し、「疑い」が「確信」にどのくらい近づいたか、によって治療の必要性を決めるのが医療現場での営みです。**

検査によって「0か1か」が明らかになる、と考えている患者さんは多いのですが、実際には、「0から1の間のどちらかに近づく」というのが正確なのです。

既往――なぜ初診で必ず聞かれるのか

「既往」を辞書で調べると「過ぎ去った時。過去。また、過去のことがら」(『広辞苑 第七版』)となっています。一方、医療現場では「既往」を、こうした一般的な意味とは違った限定的な定義で用いています。

医学用語としての「既往」は、これまでにかかったことのある病気、治療した経験のある病気を意味します。「既往歴」や「既往症」と言うこともあります。

一般的には、ここに「現在治療中の持病」も含めます。生活習慣病をはじめとして、昔にかかった病気を今も継続的に治療しているケースは多いため、過去の事柄だけではなく、現在の事柄まで含めて患者さんの既往は把握されなければなりません。

病院に行くと、初診の場合、「問診票」と呼ばれるアンケートを書くよう指示されるのが一般的です。ここに必ず既往を書く欄があります。もちろん「既往」という言葉は一般にあまり知られていないため、「これまでにかかった病気」「治療中の病気」と具体的に説明されているはずです。

では、医師はなぜ、こうした既往を必ず把握したいと思うのでしょうか？

それには、主に二つの目的があります。

まず一つ目は、来院したときの患者さんの病状が、過去の既往と関連したものでないかどうかを知ることです。

例えば、便秘の症状で来院された患者さんが、もし生来健康でお腹の病気を何もしたことがなく（何も既往がなく）、お腹を診察して大きな問題がなさそうだ、と判断できれば、まずは便秘の薬を使ってみる、という判断ができるでしょう。

一方、過去にお腹の手術を受けたことがある方ならどうでしょうか？　お腹の手術を受けたことが一度でもあると、腸管がいろいろなところに癒着（くっついた状態）を起こし、食べたものがスムーズに通過しにくくなる「腸閉塞」という状態になりやすくなります。よって、手術の既往があるなら「腸閉塞ではないかどうか」という視点で患者さんを診察します。場合によっては、X線検査を受けてもらった方がよい、と判断することもあります。

その点で言えば、医師にとって患者さんの「既往」は、必ず知るべき「プロフィール」のようなものだと言えます。

次に、患者さんにこれから行う治療を、既往によってカスタマイズしなければならないケースもあります。

例えば、肺がんや肺気腫（いわゆるタバコ肺）など、大きな肺の病気の既往がある患者さんと、そうでない患者さんでは、受けられる治療のレベルが異なることがあります。同じ病気でも、全身麻酔で大きな手術が受けられるのか、少し強度を落とした治療に変更する必要があるのかは、患者さんの肺の機能によって変わってくるからです。肺の機能が重度に悪い患者さんには、肺に負担のかかる全身麻酔手術ができない、ということもあります。

また、治療を行う前に検査を追加する必要があるかどうかの判断にも、既往は大切です。例えば、心臓に大きな病気の既往がある患者さんには、治療開始前に念のため心臓の超音波検査を受けてもらい、心臓の機能を確認しておくことがあります。心臓の機能が悪くなっていると、受けられる治療が制限される可能性があるからです。

患者さんが「どういう既往を持つ人なのか」というのは、医師にとっては全ての診療行為の「土台」となる情報です。この土台の形や大きさによって、「上にどんな検査やどんな治療を積み上げられるか」が変わってきます。この土台が小さく弱々しければ、載せる検査や治療も、それ相応の強度や形でなければなりません。一方、土台がしっかりしていれば、どんな検査や治療でも載せられます。

病気によって必要な検査や治療が異なるだけでなく、同じ病気でも患者さんの既往によって行うべき検査や治療が変わってくる、というわけです。

このように、患者さんにとって適切な検査や治療を判断するのに最も大切な「既往」という概念は、ぜひ覚えておいていただきたいと思います。

清潔と不潔──白衣は「不潔」、麻酔科医も「不潔」

2020年初頭、新型コロナウイルス感染症の患者が多発し、世間の耳目を集めたクルーズ船「ダイヤモンド・プリンセス号」の内部の写真が話題になりました。その写真には、船内に「清潔ルート」「不潔ルート」と書かれた紙が貼られている様子が写っていました。

船内で、感染者とそうでない方の通り道を分離するのが目的だったようですが、感染した方を「不潔」呼ばわりするとは何事か、という批判が集まったのです。

これはまさに、この章のテーマである「分かりにくい医者の言葉」が引き起こした重大なコミュニケーションエラーと言える一例でしょう。

「清潔」「不潔」は、一般的な定義とは全く異なる医療の専門用語です。分かりやすく書くと、

清潔：消毒・滅菌された状態

不潔：消毒・滅菌されていない状態

となります。

例えば、手術に使う道具のうち、体の中に触れるものは全て「清潔」です。お腹の中や胸の中は当然そうですし、注射針のように血管内や皮膚の中に直接挿入するものも、もちろん「清潔」です。感染症を防止するため、事前に厳密な消毒・滅菌が必要だからです。

一方、消毒・滅菌までする必要がないものもあります。例えば、医師の白衣は消毒・滅菌しないため「不潔」です。また、患者さんの体内ではなく、体表面だけに触れるテープなども「不潔」です。これはもちろん「汚い」という意味ではなく、「厳密な消毒・滅菌作業を経ていない」という意味です。

そもそも、病院の壁や机、病室の扉やベッド、点滴棒など、あらゆるものには無数の微生物が付着していますから、全てを消毒・滅菌することは不可能です。私たちの体の表面にも、常在菌と呼ばれる無数の細菌が付着し、私たち人間と共生しています。

よって、これらの全ての場所は、医学的な定義上は「不潔」です。たとえお風呂に入った直後でも、体の表面は「不潔」です。消毒・滅菌をしていないなら、たとえ一般的には清潔でも、医学的な定義上は「不潔」なのです。

そこで、患者さんに手術を行ったり、体に何かを挿入する処置を行ったりする場合に限り、その周囲のみを厳密に消毒し、「清潔」な状態にする、というのが原則です。

例えば手術の際は、手術に直接関わる外科医や看護師は滅菌ガウンを全身に羽織り、滅菌手袋をつけて「清潔」になります。患者さんの体表面は消毒液でたっぷり消毒した後、滅菌された布を被せ、「清潔」な状態にします。患者さんの周囲を「清潔」エリアにするのです。

一方、消毒・滅菌した領域に触れない麻酔科医は「不潔」ですし、後ろで見学している研修医や医学生も「不潔」です。

もちろん、どのスタッフも毎日お風呂に入っているでしょうし、何より医療行為に関わる以上、入念に手洗いはしています。その点で言えば、一般的には清潔に違いないのですが、医学的には「不潔」だということです。

ちなみに、「清潔」領域に、「不潔」なものが少しでも触れてしまうと、その部分は「不潔」になったと見なされます。

例えば、「不潔」の医学生が誤って「清潔」な器具に指一本でも触れてしまったら、

「『不潔』になりました。器具を交換しましょう」

となります。

一方、「清潔」でなくてもいい処置を行う場合は、「この処置は『不潔』でも大丈夫です」といった説明をします。

とにかく、「このエリアは『清潔』か『不潔』か」「この手は『清潔』か『不潔』か」を私たちは極度に気にしながら処置を行っているのです。

さて、冒頭の事例に戻りましょう。

確かに、船内で厳密な定義通りの「清潔」が維持されていたわけではないとしても、便宜上分かりやすく「清潔」「不潔」という言葉を使っている、ということは、医療者であれば誰でも理解します。「不潔」が一般的な定義としての「汚い」という意味ではないことも瞬時に分かります。

しかし、当然こうした定義は一般には知られておらず、残念ながらこれが誤解を招いてしまったというわけです（ちなみに、船内の写真が話題になったのは言葉の問題だけでなく、清潔ルートと不潔ルートが交差しているように見えたから、というのもあります）。

こうした特殊な例はともかく、実際の医療現場で患者さんの聞こえるところで会話をするときも、医療者は誤解を与えないよう重々注意する必要があります。

例えば医師が、

「不潔ガーゼを使ってください」

と他のスタッフに指示すると、患者さんによっては「自分の体に不潔なガーゼを使うなんて！」と誤解されるかもしれないため、

「未滅菌ガーゼを使ってください」

といった表現に言い換えたりすることもあります。

「清潔」「不潔」のように、一般的によく使われる言葉でありながら、専門用語として使う場合は全く意味が変わる、という医学用語ほど慎重に扱う必要があるのです。

感受性――心とは全く関係ない不思議な医学用語

「感受性」と言えば、「感受性が豊かだ」「感受性が鋭い」といったように、「外界からの刺激を深く感じ取り、心に受け止める能力」という意味で捉えるのが一般的だと思います。

一方、専門用語としての「感受性」は、全く異なる意味を持っています。それは、「微生物やがん細胞などに対して薬などの物質がどのくらい効果を示すか」です。

「感受性が高い」は「薬がよく効く」「増殖がよく抑えられる」であり、「感受性が低い」は「薬が効きにくい」「増殖があまり抑えられない」です。例えば、「大腸菌は抗菌薬Aに感受性が高い」「骨肉腫は抗がん剤Bに感受性が低い」といったように使います。

細菌・ウイルスなどの微生物やがん細胞は、それぞれ薬に違った反応を示します。「ある薬の攻撃はしっかり〝食らってしまう〟のに、別の薬からの攻撃は全然〝食らわない〟」ということです。攻撃に対する「抵抗力」と対になる言葉が「感受性」というわけです。

感受性が高い＝抵抗力が低い
感受性が低い＝抵抗力が高い

と考えるとよいでしょう。

「感受性」という言葉そのものはよく知られている一方で、こうした医学用語としての意味はほとんど知られていないため、患者さんとの会話の中で意思疎通がうまくいかないことがあるのです。

では、「感受性」というなじみ深い言葉が、なぜ医学（科学）の世界ではこのような不思議な意味で使われているのでしょうか？

おそらく、専門用語としての「感受性」は、sensitive という英語の一種の誤訳から生まれたと私は考えています。sensitive は、日本語の「感受性が良い」よりはるかに広い意味を持つ言葉です。

sensitive を英和辞典で調べると、「人の気持ち・問題などに対する細やかさ」という日本語の「感受性」とぴったり一致する意味の他に、「感度のよい」「刺激閾の低い」「（薬剤に対して）感性のある」（『新英和大辞典』）などの幅広い概念を持ち、さまざまな領域で用いられることが分かります。

一方、日本語の「感受性」は、一般的には「人の心」に関する意味でしか使わない言葉です。『明鏡国語辞典』『新明解国語辞典』『大辞泉』『三省堂国語辞典』『大辞林』のいずれを調べても、「人の心の外的な刺激に対する働き」のみにしか言及しておらず、日本語の「感受性」が非常に狭い意味の言葉であることがよく分かります。

実は『広辞苑 第七版』には、「生物体において、環境からの刺激、特に薬剤や病原体により感覚または反応を誘発され得る性質」との定義も掲載されているのですが、日常会話でこの意味で用いることはほとんどないでしょう（そもそもこの説明自体も分かりにくいのですが……）。

つまり、専門用語としての「感受性」の意味は、本来の「感受性」という言葉の定義にはなかったもので、sensitive に訳語を充てる際、「感受性」の意味を無理に拡大してしまったと考えるのが自然でしょう。

逆に言えば、「（薬剤に対して）感性のある」を意味する便利な言葉が日本語にはないと判断された時点で、安易に「感受性」を使うのではなく、「化学受応性」のような新しい言葉を作るか、「センシティブ」と外来語を使うことにすればよかったのかもしれません。

余談ですが、他にも似たような事例があります。

「効果」を含む言葉の中に、effectの一種の誤訳と思われるものがあります。「ドップラー効果」や「温室効果」といった際に使う「効果」は、Doppler effectやgreenhouse effectのeffectを「効果」と訳してしまったせいで、本来の「効果」が誤って使われている事例でしょう。

「効果」を辞書で調べると、「ある行為によって得られた、期待通りのよい結果。ききめ」(『広辞苑 第七版』)となっていて、私たちが「効果」という言葉に対して持つイメージと合致します。つまり、「効果」は本来、何か利益をもたらすようなポジティブな現象に対して使う言葉のはずです。

一方、英語のeffectの意味は、「効果」だけではありません。単なる「現象」や「結果」といった中性的な意味も持ち、日本語の「効果」よりかなり広い概念を持つ言葉です。ドップラー効果も温室効果も「期待した良い結果」というわけではないのですから(温室効果などはむしろ「悪い結果」です)、本来は「ドップラー現象」や「温室現象」とニュートラルな訳語を充てるべきではないでしょうか。

このように、専門用語には、一般的に使われる意味を拡大したおかげで、かえって誤解を招きやすい言葉になっているものがあるのです(これらの詳細な歴史を探るには、英語のsensitiveやeffectよりさらに古い別言語の語源にまで遡る必要があるのかもしれませんが、いずれにしても外国語の誤訳が生んだ問題であるには違いないでしょう）。

蘇生——亡くなった人を蘇らせる？

「蘇生」を辞書で調べると、

「いきかえること。よみがえること」（『広辞苑 第七版』）

と説明されています。これは、誰もが納得する定義でしょう。「蘇生」は、「すでに亡くなった人を再びこの世に呼び戻す」というニュアンスを持つ言葉です。

しかし、実は医学用語としての「蘇生」は全く異なる意味を持ちます。それは、「心肺停止状態の患者さんの心拍を再開させること」です。

特に「心肺蘇生」と呼ぶことが多く、具体的には、心肺停止になった患者さんに対して行う、心臓マッサージ（胸骨圧迫）や人工呼吸を含む一連の医療行為の総称なのです。

当然ながら、医学の力で亡くなった人を蘇らせることはできませんから、医療現場で「蘇生」が「いきかえること」という意味で使われるはずはありません。

しかし、そもそも「人が亡くなったかどうか」は、極論すれば医師が決めることです。「亡くなった状態」を定義するのは、医師による「死亡確認」に他ならないからです。つまり、医師が死亡と認めない限り、それはいつまでも「亡くなった状態」ではなく、「心肺停止状態の患者さん」でしかありません。

医師が心肺蘇生を行う以上、それは必然的に、患者さんが「亡くなった状態」ではないとき(医師がそう認めていないとき)です。そして、心肺蘇生を行っても心拍が再開しない場合において、「ここが限界だ」と医師が認めたタイミングが「亡くなるタイミング」だということです。

むろん、医師が独断で「死亡」を決めるわけではありません。「100%心拍が戻る可能性がない」と医学的に確定できた場合に、死亡確認を行うのです。その判断ができれば、ご家族に説明した上で心肺蘇生を中止することになります。

余談ですが、心肺停止のことを専門用語でCPAと呼びます。Cardio-Pulmonary Arrestの略で、cardio-は「心臓の」、pulmonaryは「肺の」、arrestは「停止」です。このarrestだけを取って、心肺停止のことを業界用語で「アレスト」と呼ぶこともあります。

私の友人で外科医兼作家の中山祐次郎氏の小説『逃げるな新人外科医』には、患者さんの家族が不意に「アレスト」と口走ったのを見て、主人公が「医療関係者だ」と勘づくシーンがあります(実際看護師だということが後で分かるのですが)。そのくらい、医療現場で「アレスト」と言えばメジャーな業界用語です。

また、心肺蘇生のことを専門用語でCPRと呼びます。Cardio-Pulmonary Resuscitation

の略です。resuscitation は「蘇生させること」です。

さて、この項では何の説明もなく「心肺停止」という言葉を使ってきましたが、「心肺停止」とはその名の通り、心臓も呼吸も止まった状態のことです。生命維持活動が停止しているので、このままでは全身の臓器を構成する一つ一つの細胞が次々と死んでいきます。

「心停止」という言葉を第2章で解説しましたが、これは心臓のみに着目した場合に用いる表現です。心停止が起こると呼吸もできなくなるため、そのまま「心肺停止」になる、と考えて差し支えありません（逆に、先に何らかの理由で呼吸停止し、その後に心停止することもあります）。

死因――全ての死因は「心不全」「呼吸不全」？

この本の中では、すでに「死因」という言葉を何度も用いています。その意味は、一般的な辞書で定義されている通り「死亡の原因」（『広辞苑 第七版』）です。文字通りの意味ですから、あえて説明するまでもありません。

いや、そうでしょうか？

例えば、心筋梗塞にかかった人が心停止の状態になり、第2章で説明した低酸素脳症になったのち死亡したなら、死因は何でしょうか？ 心停止でしょうか？ 低酸素脳症でしょうか？

それとも心筋梗塞でしょうか？

前項で「心肺停止」について触れたように、心臓や呼吸が止まってしまったら人は死亡します。では、心肺停止に陥った患者さんの死因は「心不全」や「呼吸不全」でもいいのでしょうか？　もしそうなら、あらゆる病気の死因は「心不全」や「呼吸不全」になりそうです。

一体、何を「死因」と呼ぶべきなのでしょうか？

まず、日常会話において、辞書に載っているような「死亡の原因」という漠然とした意味で「死因」を使っても、特に支障はありません。また、ニュースで「死因は低酸素脳症」と報じられたとして、のちに低酸素脳症の原因が心筋梗塞だと分かったなら、「死因は心筋梗塞」としてもよいでしょう。どちらかが「間違い」とは言えません。

あくまで「死亡の原因」なのですから、その意味を満たすなら使い方に制限はないと言ってよいでしょう。むろん、「その背景にあった真の原因が分からないままなら誤解を招く恐れがある」というのは、「低酸素脳症」の項で説明した通りです。

では逆に、「死因」という言葉がこのようにあいまいだと困るのは、どういうときでしょうか？

それは、「死因統計」のために病名をカウントするときです。

第2章の「がんと癌」の項で、私は特に説明なく「(がんは)毎年死因の第一位になっている」と書きました。誰もがよくご存知の話でしょうし、この一文に疑問を持った人はいないはずです。

しかし、このような死因統計にカウントする病名として「死因」を使うときは、厳密な定義が必要です。例えば、肺がんにかかったのち、それが原因で呼吸停止して低酸素脳症に陥った人の死因を「低酸素脳症」とカウントしてもいいなら、「肺がんで亡くなった人」をきちんとカウントできなくなってしまうからです。

死因統計は、国民の保健・医療・福祉に関する資料として役立つとともに、厚生労働省は人口動態統計として公表していますから、この「死因」があいまいな定義であることは許されません。

では、このときの「死因」はどのように決められるのでしょうか?

まず、死因統計に用いられる「死因」のことは、「原死因」と呼ばれます。「原死因」は、医師（または歯科医師）が作成する死亡診断書の「死亡の原因」欄に書かれた内容をもとに、世界保健機関（ＷＨＯ）が定めた「原死因選択ルール」に基づいて決められています。

私たちは、死亡診断書の「死亡の原因」の欄に複数の病名を記載できます。具体的には、以下のような形です。

Ⅰ
（ア）：直接死因
（イ）：（ア）の原因
（ウ）：（イ）の原因
（エ）：（ウ）の原因
Ⅱ
直接には死因に関係しないがⅠ欄の傷病経過に影響を及ぼした傷病名等

これまで見てきた通り、死亡に至るまでに体に起こる一連の事象は、いずれも「死亡の原因」には違いありません。しかし、死因統計に用いる場合は、死亡診断書に書かれたこれらの「死亡の原因」を参照し、WHOの定めたルール（詳細は割愛）に従って、**根本的な、おおもとの原因を一つ決める**、というわけです。

また、死因統計は国際的に比較可能でなければならないため、その病名には世界的に統一された基準が設けられています。それが、WHOが定める「国際疾病分類（ICD）」です。「どんな病名を使ってもいい」というわけではないのです。

ちなみに、死亡診断書に書く「死亡の原因」の方にもルールがあります。これを定めているのが、医師（歯科医師）向けの「死亡診断書（死体検案書）記入マニュアル」です。

例えば、こんな記載があります。

「終末期の状態となる心停止あるいは呼吸停止が生じたことをもって、『心不全』、『呼吸不全』等と記入することは、WHOが正しい死亡原因の記入方法ではないとしていること、また、その記入によって、死亡診断書を基に作成される我が国の死因統計が不正確になることから記入しない」

つまり、どんな病気であっても最終的には「心不全」や「呼吸不全」になりうるので、その状態に至ったものを「死亡の原因」としてはならない、というわけです。逆に、心臓の病気が原因で生じた心不全や、肺の病気が原因で生じた呼吸不全なら、それは死亡診断書に記載しても構わないことになります。このことについても、

「疾患の終末期の状態としてではなく、明らかな病態としての心不全、呼吸不全を記入することは何等問題ありません」

とあります。

以上のことから、

・死亡診断書には死亡の原因を複数書くことができる（ただしマニュアルには従う）

・死因統計に反映させるときは、WHOが定める「原死因選択ルール」に基づいて死因が一

つ選ばれている

・それ以外で一般的に使われる「死因」は、辞書に載っている漠然とした「死亡の原因」を意味する

とまとめることができるでしょう。

癒着——傷が治る過程で起こる正常な反応

「癒着」というと、最もメジャーな意味は「本来離れているべき存在同士が深い関係を持っていること」でしょう。「政財界の癒着」「医師と製薬会社の癒着」といった使い方はよく耳にします（耳にしたくはありませんが）。

一方、医学の世界で「癒着」とは、本来くっついていないはずの臓器や組織同士が、主に炎症などの影響でくっついてしまうことを意味します。

「既往」の項でも説明した通り、例えばお腹の手術をしてからしばらく経つと、腸管同士がくっついたり、腸管とお腹の壁がくっついたりして腸管の動きが悪くなることがあります。

私が患者さんに説明するときは、

「桶の中で自由に動き回っているウナギ同士の背中をくっつけたり、桶の壁とウナギのお腹をくっつけたりすると、動きが鈍くなりますよね？　それと同じです」

と伝えていますう（良いたとえかどうかは分かりませんが）。

癒着は、傷が治る過程で起こる人体の正常な反応です。例えば、ぱっくり開いた切り傷の縁を糸で縫って寄せておけば、自然にくっついて治ります。この傷の治癒は、炎症と呼ばれる反応を経て起こります。

逆に言えば、切り傷に対して医師ができるのは、糸で縫って傷口を「寄せておくこと」だけです。後は患者さんの治癒力に任せるほかありません。

この治癒力の大きさは、患者さんの医学的な背景によって違います。例えば、糖尿病や喫煙者の方は傷の治りが悪い、高齢者は若い人より傷が治るまでに時間がかかる、といったことが起こります。

医師が同じ医療行為を施しても、治るまでの経過は患者さんによって異なります。こうしたリスクを予測し、早めに手を打ったり、トラブルに備えたり、といったことが重要になるのは、「既往」の項で述べた通りです。

様子を見る――「何もしてくれない」と思われがちだが……

医師はよく、「様子を見ましょう」というセリフを口にします。患者さんの中には、「いつも医師が『様子を見ましょう』と言うばかりで、何もしてくれない」と不安を感じる方もいて、

「様子を見る」の意味があまり知られていないようにも思います。

「様子を見る」というのは、医師にとっては「経過観察」と呼ばれる重要な医療行為です。一旦何も治療せずに自然な経過を見ることが、次の一手を考える上で大切な戦略になることがよくあるのです。

例えば、「お腹が痛い」という症状で病院にやってきた患者さんがいたとします。医師は、痛みの経過やそれまでに食べたもの、便通の具合や海外渡航歴など、さまざまなことを患者さんから聞き出します。そしてお腹を診察し、特に精密検査や治療が必要ない状態だと判断したとき、次にすべき医療行為は経過観察、つまり「様子を見る」です。

なぜなら、「現時点では精密検査や治療の必要はないこと」は分かっても、明日や明後日にどうなるかは分からないからです。現段階では診察や検査でまだ検知できないような異変が、体の中ですでに起こり始めているかもしれません。仮にレントゲンやＣＴなどの検査を行ったとしても、まだ画像では検出できないようなごく初期段階であれば、病気は発見できません。もしかすると、この例のような状態で、翌日お腹の痛みが強くなり、その時点で診察すると初めて虫垂炎だと判明して治療開始、という流れになるかもしれません。

体の状態は刻一刻と変化するため、今は「大丈夫」でも、次の診察のときに「大丈夫」かどうかは分かりません。よって医師も「大丈夫です、何も問題ありませんよ」と患者さんに軽々しく告げることはできないのです。

そこで、「今後症状に何らかの変化があればもう一度受診してほしい」「次は1週間後に予約をとり、その時点で再度診察し、何らかの変化があれば次の一手を考えたい」という意味で、医師は「様子を見ましょう」と告げるのです。

患者さんにとっては、「今すぐ何かしてほしい」と思うのも当然でしょう。しかし、本来必要のないはずの薬を使ってしまい、症状が予想もつかない方向へ変化してしまうと、かえって正確な判断が妨げられ、病気の発見が遅れる恐れもあります。

患者さんが求めるべきなのは「安心」ではなく、「次どうなればどういう手を打つのか」という医師の考える「見通し」です。次の受診のタイミングを逃さないよう、注意すべき病状の変化を医師から聞き出しておく必要があるでしょう。

このように、「経過観察」は医師にとっても患者さん自身にとっても意味のある、大切な医療行為なのです。

コラム④

まだまだある医学用語の数々

「医者がよく使うものの患者さんには伝わりにくい用語」は他にもたくさんあります。特に、一般にはほとんど使われないような堅い言葉なのに、医療現場では頻繁に使われる、という類の言葉が意思疎通の妨げになりやすいと言えます。

ここでは、そうした言葉を10種類、簡単に紹介します。

◇狭窄《きょうさく》

難しい言葉ですが、医療現場ではかなり頻繁に使います。何かが病的に狭くなった状態のことです。

例えば、腫瘍によって大腸や小腸が狭窄する、尿管が狭窄する、血管が狭窄する、など、主に管状の通り道が狭くなっているときに用います。

◇独歩《どっぽ》

一般的には、「一人だけで歩くこと」「他の人の力を借りずに一人で物事を行うこと」といった意味で使われる言葉ですが、医療現場で使う場合はややニュアンスが異なります。

医学用語としての「独歩」は、「歩行の際に介助が必要ないこと」を意味します。医療者、特に看護師にとっては、「患者さんの移動に介助がどの程度必要か」は非常に大切です。なぜなら、通院、検査室への移動、トイレへの移動など、あらゆる移動の場面で介助のためにどのくらいの人員を充てるべきかを判断し、配置を考える必要があるからです。

患者さんの中には、「歩行器歩行」や「杖歩行」「つたい歩行」など、さまざまな方がいます。入院時には、各患者さんがどの程度自力で移動できるかを細かく把握し、それぞれに応じたケアを計画することになります。

◇独語《どくご》

「独語」は「独り言」のことです（「ドイツ語」ではありません）。この意味は誰もがご存知かと思いますが、医学用語として使う場合、単なる独り言というよりは、一つの症状として病的な意味合いで用いることも多いと思います。

単なる独り言なら誰でも言うことはありますが、病的なほど大きな声であったり、他の人に迷惑をかけるほど頻繁だったり、あるいは自分では止めたくても止められずに苦しんでいる場合は「症状」と定義されます。

例えば、精神疾患である統合失調症の症状に「幻聴」があります。「お前は馬鹿だ」「あっちへ行け」などといった声が聞こえ、実際の声と区別がつきにくくなったりします。そして、幻聴と対話をする中で、独語が表れるのです。

このように、精神疾患には、それが自分にとって何らかの理由で不快感や苦痛をもたらすこと、あるいは周囲の人に害を与えることなどの要因によって定義されるものが多くあります。

例えば、家を出てしばらくしてから「鍵をきちんと閉めただろうか」と急に不安になり、自宅のドアまで戻って確認した、という経験は誰しもあるでしょう。しかし、それだけで大きな苦痛を感じることはないでしょうし、「これから鍵を閉めるときはきちんと意識しておこう」とか「指差し確認しよう」といったふうに対策を考えれば済みます。

ところが、「鍵をきちんと閉めたか」という不安が、何度ドアを確認しても払拭できず、外出そのものができなくなってしまう人がいます。こうなると、本人にとって大きな苦痛をもたらす「症状」として定義されることになります。これが、強迫症という精神疾患の一つの症状です。

◇抜糸と抜歯

抜糸は、傷を縫い合わせた糸を切って抜くことです。傷を縫い合わせて1、2週間経ち、無事にくっついたことが確認できれば糸を切ります。

一方、抜歯は読んで字の如く「歯を抜くこと」です。

「抜糸」と「抜歯」は音が同じで、音声だけの会話では区別ができません。歯は歯科医の専門なので、私たち医師は「抜歯」という言葉を使うことはほとんどありませんが、歯科医にとっては「抜歯」も「抜糸」もよく使う言葉です。

そこで歯科医は、「抜糸」をあえて「ばついと」と読み、「抜歯」と区別しています。「口側」を「くちそく」と読むのと似た業界用語と言ってよいでしょう。

◇抜去《ばっきょ》

「抜き去ること」として辞書にも載っている言葉ですが、日常生活ではあまり使わないと思います。一方、医療現場では体にチューブを入れる機会がよくあるため、「抜去」はかなり頻繁に使います。

お腹の水や膿を抜くためにチューブを入れたり、人工呼吸器につなぐために気管にチューブを入れたり、尿を体外に出すために尿道にチューブを入れたり……。それはもう、ありとあらゆるところにチューブを入れ、そして必要がなくなったら抜くことを繰り返しています。医療者は毎日何かを「抜去」している、と言っても過言ではないでしょう。

◇逆血《ぎゃっけつ》

血液が逆流することを逆血と言います。一般的な辞書には載っていない医学用語ですが、医療者は毎日頻繁に使っています。

最もよく使うのが、血管に針を刺して点滴をするときです。皮膚の表面からうっすら見える血管の位置に当たりをつけて針を刺し、血液の逆流が確認できれば針先がうまく血管内に入った、と判断できます。この、血液が逆流してくる現象を逆血と呼びます。

◇排ガス

「排ガス」は「おなら」のことです。単に「ガス」とも言います。

おならは腸管内に溜まった空気で、その大半は口から飲み込んだものです。おならが定期的に出ることは、腸管が正常に動いていることを示す大切なサインです。

お腹の手術後や、腸管の病気を治療している患者さんに対しては、「おならが出ているかどうか」を医師は頻繁に確認します。その際、「おなら」は直接的すぎる表現なので、あえて「ガス」を使うことが多い印象です。

ただ、「ガス」は患者さんにとってあまり耳慣れた表現ではないため、「おなら」のことであることがかえって伝わりにくいこともあります。

◇浸潤《しんじゅん》

「浸潤」とは、主にがんが周囲の臓器にしみこむように食いつくことを指します。

がんは大きくなると周囲の臓器を破壊しながら食い込んでいき、がっちりとくっついてしまいます。がんがどの臓器にどんなふうに浸潤しているかは、手術を含め治療を選択するために重要な情報です。そのため、「浸潤」はがんの進行の程度を表現するときによく使う言葉です。

普段からあまりに頻繁に使いすぎて、医師は患者さんに対しても「がんが血管に浸潤しています」「がんが腹膜に浸潤しています」などと説明してしまうことがありますが、「しんじゅん」と音だけ聞いてもなかなか理解しづらい言葉だと思います。

ちなみに、『大辞林 第四版』では、「浸潤」は「炎症や悪性腫瘍の発育の場が、隣接する組織中に侵入すること」となっています。この説明の通り、がんだけでなく炎症が周囲の組織に広がる状態を「浸潤」と呼ぶこともあります。

◇頻回《ひんかい》

「頻回」は読んで字の如く「回数が多いこと」で、「頻回に吸引する」「下痢が頻回」など、医療現場ではよく使われます。『広辞苑 第七版』には載っているのですが、一般的にはあまり使われない言葉ですし、患者さんに「ひんかい」と言っても音だけでは伝わりにくい印象です。

「頻繁」という分かりやすい言葉があるものの、医療現場では「頻繁」ではなく、ほぼ必ず「頻回」を使います。これはもう習慣的なものとしか言いようがないでしょう。

第5章 医療ドラマに出てくる医学用語

医療ドラマは、警察ドラマと並ぶ人気のジャンルで、毎年あらゆる局で何本もの医療ドラマが制作されています。現実にはありえないストーリーに対し、「誤解を招くのではないか」と心配になることもある一方で、リアルな脚本の中に適切に医学用語を取り入れていて、思わず見入ってしまう作品もあります。

私自身も医療ドラマが好きで、これまで多くの作品を見てきました。その経験も踏まえて、この章では「医療ドラマによく出てくる医学用語」を解説してみましょう。

インオペ——「インオペかどうか」は外科医の腕次第？

外科系ドラマでは必ずと言っていいほど出てくる業界用語が「インオペ」です。「インオペ」とは、英語の inoperable の略です。「operable（手術できる）」に、反対の意味を表す接頭語「in-」をつけて、「手術できない」という意味になります。

特にドラマでよく出てくるのは、手術をしようとお腹を開けたものの手の施しようがないほどがんが広がっていることが分かり、「インオペ」と判断され、がんを切除せずにそのままお腹を閉じて手術を終了する、というケースです。

今から50年以上前に書かれた有名な小説『白い巨塔』では、終盤に主人公の財前五郎が進行胃がんにかかってしまうのですが、この手術が残念ながら「インオペ」でした。お腹を開けた途端、おびただしい数の白いがんの粒がお腹の中に広がっていることが分かり、手術室が悲痛な空気に包まれました。

当時は、患者さん本人にもがんであることを伝えず、胃潰瘍だと偽って手術をしていたような時代。財前本人は、胃がんであることも、「インオペ」であったことも知らされませんでした。

しかし、のちに投与される透明の点滴を見た財前は、これが抗がん剤ではないかと疑い、自らが手術不能な段階まで進行した胃がんに侵されていることを悟る、という悲しいストーリーでした。

そんな「インオペ」ですが、最近では人気ドラマシリーズ『ドクターX』でも頻繁に登場することで知られています。

『ドクターX』では、主人公の大門未知子がスーパー外科医なので、周囲の医師らが「インオペ」と判断したような手術でも何とかやってのける、という描写が多く、結果として「インオペ」にはならないケースが大半です。

さて、この「インオペ」という現象、現実にはありうるのでしょうか？

昔に比べると、術前検査のクオリティが格段に上がっているため、「手術を始めるまで（胸やお腹を切り開くまで）インオペかどうかが分からない」というケースは減っています。つまり、多くの場合、術前の検査で（体にメスを入れる前に）「インオペ」であることが分かります。

しかし今でも、術前のCTやMRIなどで切除可能と思われた病変が、手術中に実物を見て初めて切除不可能だと分かるケースはあります。繰り返し述べているように、検査は病気の影絵を見ているに過ぎませんから、「お腹を開いたら予想外の状況だった」ということは今でも少なくありません。

私自身も、術前に患者さんに、

「お腹を開けてみたら思っていたのとずいぶん違った、ということがありえます」

と説明します。患者さんは、「術前の精密検査で全てが明らかになるものだ」と思っていることが多いためです。

最近はカメラの技術が進歩したため、お腹に大きな傷がつく手術に踏み切る前に、小さな傷で済む、「腹腔鏡で中を確認しておくだけの手術」を実施することがあります。お腹の中の様子を観察し、組織を一部とって顕微鏡の検査（病理検査）に出すなどして診断を確かなものとしてから、再度作戦を練るのです。これを「審査腹腔鏡」と呼ぶこともあります。形式上は全身麻酔手術ですが、その実態は「治療」ではなく「検査」です。

また、腹腔鏡手術そのものが増えていて、結果として「インオペ」であったとしても傷が小さく済むため、「何も切除せずに大きな傷だけが残る」といった、財前のときのようなケースは減っているとも言えます。

ところで、ドラマなどでの「インオペ」の描写を見ていると、視聴者が誤解しないか不安になることがあります。

特に『ドクターX』のような敏腕外科医が登場する医療ドラマで、他の医師が「インオペ」と判断した症例に主人公が果敢に挑み、無事に手術を成功させる、という描写を見て、「凡庸な外科医ならインオペとなる患者さんでも、腕が良ければ〝インオペではなくなる〟のだ」

と考える人が多いのではないかと感じるからです。つまり、「インオペかどうか」は全て外科医の腕次第、という誤解を招くのではないか、と私は懸念するのです。

もちろん、外科医の技術によって切除可能かどうかが変わる、という例もなくはないですが、「インオペ」の多くはむしろ、**「技術的には切除できるが、切除しない方が患者さんにとってメリットが大きいため、手術以外の治療法を選択する」**というケースです。

たとえかなり進行したがんであっても、外科医がその気になれば根こそぎ取ることはできる、というケースは少なからずあります。しかし、ある程度のレベルを超えて進行したがんを無理やり切除しても、短い期間で再発する確率が高いことが明らかな場合があります。

大きな手術によって患者さんの体にダメージを与えたのに、その後すぐに再発してしまっては、あまりにも割に合いません。

しかも、体の状態が回復するまでは抗がん剤治療などができず、しばらく何も打つ手がない、という状況に陥ります。結果として、手術が患者さんの寿命を縮めてしまう（最初から手術以外の治療を選択する方が長く生きられた）ということになるのです。

がんが再発するのは、目に見えない細胞レベルでお腹の中に残っていたがんが再び成長するからです。逆に肉眼で分かるくらいの「取り残し」があって、これが成長するケースは「再発」とは呼びません。

目に見えるレベルではきれいさっぱり取ったつもりでも、ある一定の段階を超えて進行したがんの場合は、やむを得ず目に見えないレベルでがん細胞が残ってしまう、というわけです。

前述の通り、1センチのがんの塊には約10億個ものがん細胞がいます。見た目上「がんがない」という状態でも、「本当にがんが存在しない」のか「目に見えないレベルではがんが存在する」のかは区別できないのです。

そこで、原則「この程度まで進行していたらインオペと判断し、次の治療に備えましょう」

という一定のコンセンサスがあります。

「この程度まで」というのはがんの種類によって異なり、その水準はある程度細かく決まっています。「この血管にがんが食いついていたら」とか、「この臓器に転移があったら」といったように、さまざまな条件があるのです。

これは、何もどこかの偉い人の提言に従っているわけではありません。膨大な臨床研究の結果から導き出されたガイドラインが、世界的に共有されているのです。

むろんこれは「現時点でのベスト」であって、研究が進むにつれてその水準は変わります。昔は「手術すべきだ」と判断されていたような症例が、近年の研究によって「インオペ」と判断すべきであることが分かった、というケースもあります。

医学の進歩によって「手術できなかったものが手術できるようになった」のではなく、むしろ「昔は『何でも手術』だったが、手術以外の治療が最善であるケースを高い精度で識別できるようになった」というのが、私たちの感覚に近いと思います。

以上のような説明を長々としてきたのは、医師から「インオペ（手術できない）」という判断を告げられたとき、より優れた技術を持つ外科医を見つければ手術してもらえるのではないか、と考え、さまざまな病院を渡り歩いてしまう患者さんがいるためです。

「インオペ」と判断されたときは、いち早く体の状態を整えて手術以外の治療を始める必要があるのに、「インオペ」に対する誤解が、その治療開始を遅らせるリスクがあるのです。

「インオペ」とは、ドラマで描かれるようにシンプルな技術の優劣によって決まるわけではない、ということは、ぜひ知っていただきたいと思います。

コード・ブルー──ブルーだけでなくレッド、ホワイト、イエローも

「コード・ブルー」と言えば、フジテレビ系列の人気ドラマのタイトルを思い浮かべる人が多いでしょう。２００８年から９年の間に地上波で３シリーズ放送され、映画化もされた人気の救急医療ドラマです。

この「コード・ブルー」とは、一体どういう意味なのでしょうか？

実は「コード・ブルー」以外にも、「コード・レッド」「コード・ホワイト」「コード・イエロー」など各色のコードがある、と聞くと驚かれる方が多いかもしれません。これらのコードは、通称「スタットコール」と呼ばれる、医療者を招集するための号令のようなものです。

例えば、緊急で人手が必要になった場合、なるべく多くのスタッフを呼び集めるには院内の全館放送を使うのが効率的です。ところが、

「10階病棟で急変患者が出ました。スタッフは集合してください」

などと大々的に全館放送してしまうと、来院されている大勢の患者さんが不安になったり、

パニックになったりする恐れがあります。

一方で、合言葉を決めておけば、

「コード・ブルー。スタッフは10階病棟へ」

のようなシンプルな放送でスタッフを招集することができるのです。

この例のように、「コード・ブルー」は患者さんが急変した際に使うスタットコールですが、他の色にもそれぞれ目的が決まっています。

病院によって定義は異なりますが、「コード・レッド」は火災が発生した場合、「コード・ホワイト」は大声で暴れている不審者がいて人手が必要な場合、「コード・イエロー」は救急外来で緊急事態が発生した場合などに使います。

ただし、どの病院でも色を用いたスタットコールが使われているわけではありません。院内のスタッフが理解できて、かつシンプルな合言葉であれば十分ですから、各病院のローカルルールでオリジナルのコールを用意しているところが多い印象です。

例えば、単に「スタットコール」と言うこともありますし、「CPAコール」や「CPA発生」「緊急コール」「ドクターコール」などとするところもあります。

病棟の固定電話やスタッフの持つPHSは、特定の番号を押すだけで全館放送を行う放送室にすぐにつながり、迅速に状況を伝えられるようになっているのが一般的です。患者さんが急変し、人手が必要と判断したスタッフがすぐに放送室に連絡し、滞りなく全館放送につながられるようになっているのです。

もちろん、患者さんが急変したからといって、必ずしも全館放送が必要とは限りません。一人や二人で対応できる状態なのに、何人も群がってはかえって治療に支障をきたしますし、その間、他の患者さんを待たせることになります。

実際、医師の持つ個人PHSに電話をして呼び出せば事足りる、というケースが大半です。便利とはいえ、この手の全館放送が毎日のように病院に鳴り響いている、というわけではありません。

研修医・レジデント・フェロー――若手医師の呼び名の正解は?

医師のポジションの呼び名はとにかく多種多様です。中でも若手医師の呼び名にはローカルルールが多く、あろうことか病院によって異なるポジションの医師が「研修医」という同一の呼び名で呼ばれている、といったことすら起こります。

むろん、これは病院に限らず一般的な企業も同じでしょう。企業ごとに役職の呼び名が違う、あるいは同じ役職名でも地位が違う、といったことは珍しくないと思います。勤務医も病院に勤めるサラリーマンなので、状況は同じと言って差し支えありません。

さて、こうした医師の呼び名のあいまいさは医療ドラマでもよく再現されています。

例えば、『コード・ブルー』では若手の医師たちが「フェロー」と呼ばれる一方、2017年に放送された『コウノドリ』では「後期研修医」と呼ばれる若手医師が登場します。2018年に放送された『グッド・ドクター』では、主人公の若手医師は「レジデント」と呼ばれていました。

実はこの三つの呼び名は、まさに「同じポジションなのに病院のローカルルールに応じて異なる名前で呼んでいる事例」なのです。

さらに、若手医師の呼び名には「専攻医」「修練医」「ローテーター」「臨床研修医」「初期研修医」などたくさんあり、とかく混乱の原因になりがちです。

これらは一体何が違うのでしょうか？

それを知るためには、医師のキャリアを説明する必要があります。

医師はまず、6年間の大学医学部生活の最後に医師国家試験を受け、翌年度の4月から医師として働き始めます。かつては、この入職の時点で進む科を決めなくてはなりませんでした。医学部在学中に病院での臨床実習があるため、これで自分の興味のある領域を判断し、「何科医になりたいか」を決めていたのです。

ところが、この方法では、例えば消化器外科に進んだ人は、医師になった瞬間から消化器疾患ばかりを診ることになります。自分の専門領域を早くから学べる利点がある一方、それ以外の領域の診療経験は乏しくなりがちです。

自分の担当する患者さんが入院中に肺炎になったり、くも膜下出血になったりすることもあるわけですが、その際に、

「自分は消化器が専門なので肺や脳を診ることはできません」

と言って診療を避けるわけにはいきません。

当然ながら、人間の体はさまざまな科の病気を同時に発症することも少なくなく、それらが複雑に絡み合って患者さんの体の「不調」を形作っています。あらゆる疾患を診断、治療できるスーパーマンは必要ありませんが、どんな病気も〝ある程度は〟診ることができる医師を養成する必要があるのです。

こうした観点から、２００４年に「医師臨床研修制度」が始まりました。医学部卒業後の2年間は、あらゆる科を順に1〜2カ月程度ずつローテーションし、浅く広く学んでおこう、というわけです。

この2年の間にある医師を「初期研修医」や「臨床研修医」と呼びます。まだ進むべき科の決まっていない人たちです。

この研修システムは通称「スーパーローテート」とも呼ばれ、この2年間にある医師を「ス

ーパーローテーター」や単に「ローテーター」と呼ぶこともあります。これらは全て同じ意味で、この呼び名を使えば、「卒後2年以内の臨床研修中の医師」であることは確実に示せます。

この2年間の最後に自分が何科に進むかを決めます。学生実習ではなく、実際に各科の診療に参加しているため、「自分が何科に向いているか」をより正確に判断できるという利点もあります。

そして卒後3年目以降、ようやく「○○科医」を名乗ることができます。

一方、「初期研修医」や「臨床研修医」の、「初期」や「臨床」が抜けて、単に「研修医」となると、意味はかなりあいまいになります。「初期研修医」「臨床研修医」の単なる省略であることも多いのですが、そうでないケースも多々あります。

2年間の臨床研修を終えて「○○科医」になっても、その科の専門分野についてはまだ「研修中」です。したがって、3年目以降の医師を「研修医」と呼ぶ病院もあります。しかしこの呼び名だと、卒後2年以内の「初期研修医」「臨床研修医」と紛らわしいので、「後期研修医」と「後期」をつけることが多い印象です。これが、『コウノドリ』で出てきた呼び名です。

ただ、3年目以降その科の専門分野を学ぶにつれて、もう「研修医」と呼ぶのは不自然なくらい現場で動けるようになり、高い能力を身につける医師もたくさん出てきます。その科の医師として十分信頼できるのに、「研修医」という呼び名だと患者さんの不安を誘う危険性もあります。

そこで、3年目以降は「研修医」という呼び名を使わず、「修練医」や「専攻医」「フェロー」といった呼び名を使う病院も多くあります。ドラマ『コード・ブルー』の「フェロー」は、『コウノドリ』の「後期研修医」とほぼ同じ卒後3年目以降の、専門領域に進んだばかりの数年に当たる年代だということです。

では、3年目以降は何年目までこの立場なのでしょうか？

実は、これについての明確なルールはありません。後期研修医制度やフェロー制度のルールは病院によって異なるからです。3年間（卒後3年目から5年目の間）が最も一般的だと思いますが、4年間や5年間というところもあります。よって「いつまで研修医か？」という質問に明確な答えはありません。

一方、若手医師を「レジデント」と呼ぶこともあります。

「レジデント（resident）」とは、「住人」という意味です。研修医のような若手医師は、あまりに多忙で自宅に帰る暇がなく、病院に住んでいるも同然だったため、昔からこう呼ばれているのです。ちなみに「レジデンス（residence）」は「住宅」という意味で、マンションの名前にもよく使われています。

「レジデント」は「研修医」とほぼ同じニュアンスの、あいまいな言葉です。つまり、「初期研修医」のことを「レジデント」と呼ぶところもあれば、それ以降まで「レジデント」と呼ぶところもある、ということです。

ややこしいことに、卒後2年以内を「臨床研修医」、3年目以降を「レジデント」と呼ぶ病院もあります。このケースでは「レジデント」＝「フェロー」ということになります。

若手の医師であることだけは確かなのですが、呼び名の定義は病院によってさまざまで、一律の基準があるわけではないのです。

では、そもそもなぜ若手医師の呼び名はこんなにたくさんあり、そしてなぜこんなにあいまいなのでしょうか？

その理由は、臨床研修制度が始まったことにあります。それ以前は、大学を卒業すればすぐにどこかの科に属していたため、各科の若手医師を全員「研修医」や「レジデント」と呼べば何ら問題はありませんでした。

ところが、2年間の臨床研修が課されたことで、若手の中でも「最初の2年」と「3年目以降」を分ける必要が出てきます。ここで、さまざまな病院が前者と後者のそれぞれに独自の名前を与えたため、呼称が増えてしまったと考えられます。

その上、昔の呼び名もそのまま残っており、ますます使い分けが難しくなってしまった、ということでしょう。

若手医師の呼び名

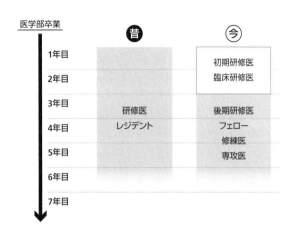

若手医師の呼び名が複雑なのは、病院ごとのローカルルールが存在することに加え、こうした歴史的な背景もあるのです。

ちなみに私たち勤務医の多くは、人生で何度も転勤を経験します。3〜5年ごとに各病院を転々とすることも多く、その都度ポジションは同じなのに役職名は変わる（ついでに給料も変わる）、ということが起こります。

これは若手医師に限った話ではありません。例えば大学病院では、トップから順に教授、准教授、講師、助教、医員と役職名が決められているのが一般的ですが、市中病院（大学病院以外の病院）だと、全く異なる呼び名になります。市中病院でのポジション名は病院によってさまざまですが、部長、副部長、医長、副医長、医員のような形が一般的でしょうか。

こうした知識を皆さんが覚えておく必要は全くないのですが、医療現場で患者さんからよく尋ねられる事項ではありません。おぼろげながらでも知っていると、医師と接する際の安心感につながるかもしれません。

総回診――あんなに広がって歩いたら邪魔

医療ドラマの名物シーンと言えば、いわゆる「総回診」でしょう。

『白い巨塔』や『ドクターX』など、大学病院の権威主義を（批判的に）描くドラマではよく、教授を中心に扇状に医師らが広がり、しかめっ面を作って仰々しく廊下を歩く姿が描かれます。

確かに、各科ごとに医師全員で回診する機会を設けている病院は多いのですが、ドラマで描かれるイメージとはかなり異なります。ここでは、違いを三つ挙げてみましょう。

①あんなに広がらない
当たり前のことですが、廊下を医師らが広がって歩くとかなり邪魔になります。特に病棟の廊下はベッドが頻繁に往来しているため、邪魔にならないよう医療スタッフは廊下の端を歩くのが一般的です。

外科系の病棟なら、手術のために多くの患者さんが手術室と病棟を往復しなければなりません。術後、患者さんは麻酔から覚めていてもまだ歩けないため、ベッドに寝た状態で帰ってきます。

また内視鏡検査やカテーテル検査は、患者さんに鎮静剤を使用し、眠った状態で受けてもらうこともあり、その際も患者さんはベッドで往復です。病棟によっては、ＩＣＵや透析室など、他の部署とのベッドの往復も頻繁にあります。

とにかく、病棟の廊下はひっきりなしにベッドが往復している、と言っても過言ではないのです。

また、病棟の廊下には、毎日リハビリでゆっくり歩いている患者さんがいます。リハビリが必要なのは、整形外科などで骨や筋肉の怪我を治療した人だけではありません。どんな病気であっても、入院してベッドに寝ているだけで身体機能が落ちてしまうため、科を問わず多くの患者さんにリハビリが必要なのです。

患者さんの横に理学療法士や看護師などのスタッフがついて体をサポートしながら歩いたり、患者さん自身が歩行器を使って歩いたりしていることもよくあります。

そこで回診のときは、こうした患者さんの邪魔にならないよう医師らは廊下の端に寄り、細長く列を作るのが一般的です。

ちなみに、この話をすると他の病院の方から「うちは今でも医師らがドラマのように広がって回診している」と言われることがまれにあります。昔からの習慣なのかもしれませんが、やはりどちらかに寄って歩く方が患者さんや他のスタッフの邪魔にはなりにくいように思います。

②組織のトップは先頭を歩かない

大学病院なら教授、市中病院なら部長のような組織のトップが、ドラマのように先頭を歩くことはむしろ少ない印象です。先頭はたいてい看護師や若手の医師です。

先頭を歩くスタッフの仕事は、次に回診する部屋のドアを前もって開けておいたり、診察に先立って服を脱いでもらったり、傷のガーゼを取ったりするなど、診察前の下準備です。

常に先頭をトップが歩いていたら、トップが全ての準備をしなくてはならなくなり、スムーズに診察できなくなります。トップは列の真ん中あたりにいて、患者さんに会う前に準備が整っているというのが理想的でしょう。

ちなみに、時々老け顔で疲れ切った若手医師が先頭にいると、患者さんに教授だと間違えられることがあります。

③必ずカルテが同行する

回診の目的は、その場で患者さんを診察することだけではありません。患者さんが最近どんな経過をたどっているかを確認することも大切です。

例えば、3日前から熱が出ている、血液検査やレントゲン検査で異常がある、などの情報を事前に確認し、それに応じた方法で診察するのです。

そのため、回診の際は一緒にカルテを運び、診察する前にカルテを確認することになります(患者数が少ない病棟なら、回診前に全員の情報を確認してから回ることもありますが)。

かつて紙のカルテが主流だった時代は、全員分のカルテのファイルを可動式ラックにどっさり詰め込んで、医師らがラックごと押して回診していました。最近は電子カルテを導入している病院が多いため、ノートパソコンをパソコン台に乗せ、それを医師らが押しながら回診するのが一般的です。

回診の際は、このカルテ隊が列の真ん中、あるいは先頭あたりにいることが多いと思います。

余談ですが、電子カルテを使うと、患者さんに関わる情報を全て一台のパソコン画面で閲覧できます。以前はレントゲンやCTのような画像検査は、フィルムをシャーカステン(蛍光灯の光で後ろから照らせる器具)に掲げないと確認できなかったのですが、今では小さな画面でも簡単に画像を表示できます。

実は、このシャーカステンに昔ながらの〝医療現場っぽい〟イメージがあるからなのか、医

シャーカステン

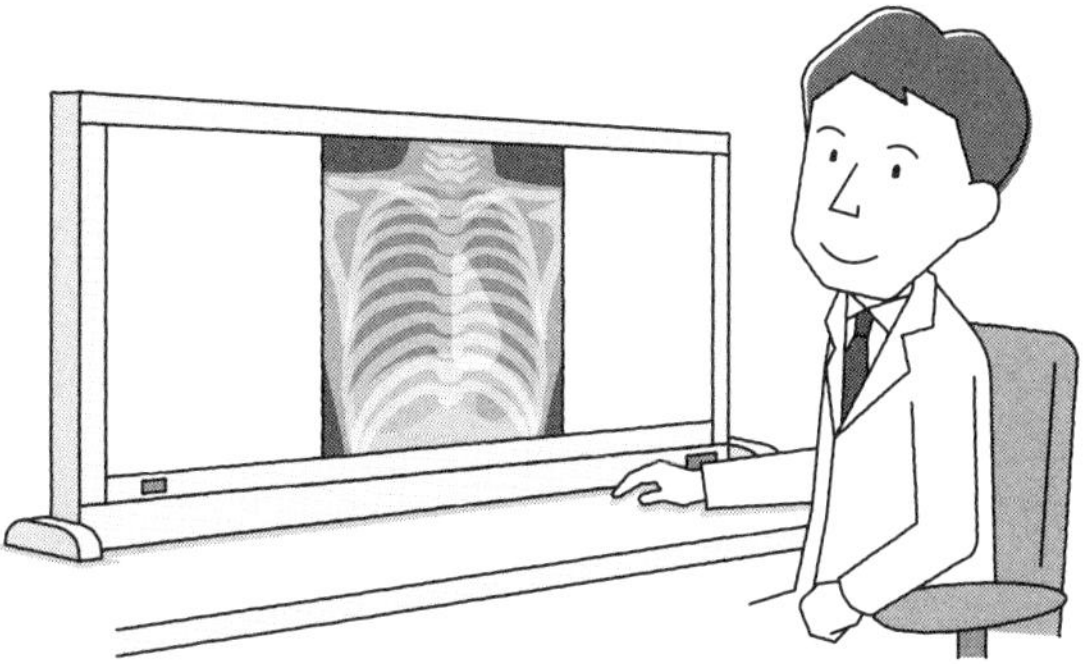

療ドラマではいまだにシャーカステンに医師がレントゲン写真を掲げるシーンがよくあります。
　今やこうした光景は、現実的にはかなりまれです。電子カルテが導入されていない古い病院から患者さんが紹介されてきた際、フィルムがセットで送られてきて慌ててしまう、ということがあるくらいです。病院内で数少ないシャーカステンのある部屋を探し出し、わざわざ出かけていかないと画像検査の結果を閲覧できないからです。
　さて、話が逸れましたが、総回診の話に戻りましょう。ともかく、実際の総回診は、ここに書いたように地味すぎてドラマのワンシーンにもならない光景です。もちろん病院によって回診のスタイルは違うでしょうし、例外もあるとは思いますが、ドラマのような総回診が一般的というわけではない、ということは知っておいた方がいいでしょう。

ちなみに、『ドクターX』では「院長回診」といって大学病院の院長が自ら病室を回るシーンが多いのですが、実際は院長自身が回診するケースはまれだと思います。院長は病院全体を管理する立場にあり、入院中の患者さんの診療において意思決定に直接関わることは少ないはずです（もちろん病院によるとは思いますが）。

そもそも、大きな病院だと全科合わせて数百人規模の患者さんが入院しているため、院長が全ての病棟を回診していたら時間がいくらあっても足りません。

そこで、診療科ごとに少人数で医師たちが回診する、というのが一般的な姿なのです。

クランケ――今も根強く残るドイツ語

最近はあまり聞かなくなりましたが、昔の医療ドラマではよく「クランケ」という言葉が出てきました。「クランケ」とは、「患者」のドイツ語です。

「先生、あの肺がんのクランケですが……」
「明日手術のクランケにレントゲンを……」

といったように、「患者」と言う代わりに「クランケ」と言う時代があったのです。

しかし、今や患者さんのことを「クランケ」と呼ぶ人を見たことはほとんどありません。あまりに見ないので、もう死語なのかと思っていたところ、医師10年目になって田舎の小さな病院に非常勤医として1日だけ勤務した際、初めて「クランケ」を聞くことになりました。

その病院は、60〜70代のベテラン看護師ばかりで、みんなが「クランケ」を使っていました。病院は閉鎖的な組織でローカルルールが多いのですが、言葉の使い方に関しても、そこは時が止まったかのように昔のままだったのです。

さて、医療現場の業界用語には、このようにドイツ語が根強く残っています。例えば、食事のことを「エッセン」、心臓のことを「ヘルツ」、腸管のことを「ダルム」、尿のことを「ハルン」と言ったりする人は今でも多くいます（全てドイツ語）。

昔はカルテすらドイツ語で書いていた時代もありました。これは、明治時代に日本が西洋の医療を取り入れる際、ドイツ医療を参考にしたことが要因でしょう。今ではドイツ語でカルテを書く人はいませんが（ほとんどの人が日本語で書いていますが）、業界用語の中にはドイツ語が断片的に残っている、というわけです。

そもそも業界用語だけでなく、正式な医学用語にもドイツ語に由来するものがたくさんあります。カテーテルやアレルギー、チアノーゼ、ギプスなど、その例は枚挙にいとまがありません。

一方で、私たちが論文を書いたり国際学会で発表したりする際に使う言語は英語です。国外の人と情報交換するためには、共通語として最も利便性の高い英語を使うのが理想的だからです。

私たちが新しい研究結果を知る際も、英語で情報収集しなければなりません。医療現場においては、もはやドイツ語そのものを使って何かをする、ということはほとんどないのが実情です。

年配の患者さんから、「先生はドイツ語も勉強しないといけないのですよね？」と問われることが時々ありますが、実はせいぜい大学時代の講義で第二外国語としてドイツ語を学んだ記憶がおぼろげながら残っているくらいです。

医局――インフラとしての医療を維持する仕組み

「医局」という言葉には、二つの全く異なる意味があります。

一つは、学校の「職員室」と同じ意味です。病院内には必ず医師らが自分のデスクを持っているのですが、この場所を「医局」と呼びます。

多少のローカルルールによる違いはあるかもしれませんが、私の知る限り、ほとんどの病院が医師らの部屋を「医局」と呼んでいます。単なる通称ではなく、病院内の看板にも、部屋の入り口のプレートにも書かれるような、正式な名称です。

「医局に戻って仕事をする」

「医局に荷物を置く」

といった使い方で、単なる部屋の名前として用います。ちなみに、学校のように「職員室」という言葉が使われることはありません。

一方、「医局」のもう一つの重要な意味が、「大学を中心とした、医師を束ねる組織」です。こちらの方が、おそらく一般によく知られた「医局」の意味でしょう。

多くの勤務医は（多数派かどうかは厳密には分かりませんが）、どこかの大学医局に属しています。大学と医局員との間には、会社と従業員のような雇用関係はありませんが、大学病院を中心に一つのグループを形成しています。

地域の市中病院の多くはどこかの大学医局の関連病院で、その人事権を大学医局が持ち、医局員である医師を派遣する、という形が伝統的です。もし、日本の全医師の就職・離職が完全に個人の自由なら、病院間での医療の質のバランスを維持するのが難しくなるからです。

医師にはそれぞれに専門性がありますし、同じ専門領域であっても、経験値や技量などは異なります。病院は地域のインフラですから、各地域の方々になるべく等しい水準の医療を受けていただくためには、人事に緩やかな強制力が必要になるのです。

むろん、医師個人にも生活があり、就職したい病院があり、住みたい土地があります。医師個人の希望と、大学医局がカバーする医療圏における医療の質を天秤にかけながら妥協点を探ることになっています。

さて、医局に入ることを「入局」と言うのですが、医師は必ずしも出身大学の医局に入局するわけではありません。医局によっては、半分近くを他大学出身者が占めている、というところもあります。

なぜ、このようなことが起きるのでしょうか？

これにはさまざまな理由があります。

まず、医師が入学時に大学を選ぶ基準と、卒業後に就職先を選ぶ基準が異なるケースが多いことです。

地元とは離れた土地にある大学医学部に入学し、卒後に地元に戻って仕事をしたい、という医師は多くいますし、地方出身の人が地元の医学部を卒業したものの、その後は都市部の病院に勤めたい、というケースもあります。

大学医局がカバーする医療圏は、おおむねその大学の周辺地域です。必ずしも、大学がある位置と、医師自身が仕事をしたい環境は重ならないため、出身大学以外の大学医局に所属を希望する医師は少なくないのです。

また、大学によってそれぞれ強みがあります。何か特定の領域の技術を磨きたい、研究をしたい、と思う医師が、その領域に強い大学医局に入局する、というケースもあります。

いずれにしても、この辺りの仕組みは自由度が高く、医師が自らの好みで選んだり、あるいは先輩医師からの助言を得て選んだりすることが一般的です。

前述の通り、臨床研修制度がなかった時代は、医学部卒業と同時に診療科を決める必要がありました。よって、卒後すぐにどこかの大学の医局に入り、その人事に委ねる医師が多い傾向にありました。例えば、「脳外科を志望する人が、卒後すぐに出身大学の脳外科医局に入る」とか、「呼吸器内科を志望する人が、卒後すぐに地元の大学の呼吸器内科医局に入る」などという形が多かったということです。

ところが、臨床研修制度によって、卒後すぐに入局することなく、まずは自分の好む病院で研修を積む、という姿が一般的になりました。

また、近年は医師向けの転職斡旋企業が増えたこともあり、大学医局を頼らずに自ら業者の仲介を利用して個別に就職活動をするケースも増えました。こうした経緯で、医局にあえて入らない、というスタイルを続ける医師も増えています。

その点では、時代とともに医師の働き方も多様化した、と言えるでしょう。むろん、前述の通り、インフラとして医療のバランスを維持するには、人事にある程度の強制力も必要になります。特に、僻地に自ら希望して行く医師は少ないため、自由度が増すと僻地医療が手薄になりうる、という別の問題もあるのですが、この話はまた別の機会にすることといたしましょう。

成功と失敗――手術が終わった時点ではどちらも言えない

医療ドラマではとかく「成功」や「失敗」という言葉をよく聞きます。

外科系ドラマでは特に、手術の「成功」や「失敗」という表現がよく使われ、手術後に外科医が患者さんの家族に、

「手術は成功しました」

と言って家族がほっと胸を撫で下ろし、医師に「ありがとうございました」と涙を浮かべながら伝える、という感動的なシーンもよくあります。

また「失敗」と言えば、『ドクターX』に登場する敏腕外科医、大門未知子の決め台詞「私、失敗しないので」は、もはや知らない人はいないくらい有名と言ってよいでしょう。

こうしたドラマの影響か、手術の前に、

「失敗しませんよね？」

と言われたり、手術が終わった後に、

「大成功、と言ってもいいですよね？」

と言われたりすることもしばしばあります。

しかし、実はこの「成功」や「失敗」という言葉を、実際に私たちが患者さんに使うことはほとんどありません。なぜなのでしょうか？

まず、ほとんどの手術は術前に予定していた通りに遂行されるため、私たちは術後、ご家族に「手術は予定通り終わりました」と言います。ご家族の方も「ありがとうございました」と冷静におっしゃるケースがほとんどで、その場で泣き崩れるようなことはめったにありません。

これは、例えば大腸カメラの検査を受けに行って、「予定通り大腸カメラが終わりました」と言われるのと状況は似ています。

どのような手術を行うか、術前に外科チーム内で協議し、ご本人やご家族に順を追って丁寧に説明し、手術当日にその計画通りに手術が遂行される、というのがほとんどだからです。もちろん、前述した通り、病気が予想以上に進行していたことを手術が始まってから知るケースはあります。しかし、こうした「予想外の事態が起こる可能性」も術前に患者さんに説明し、予想外の事態すら「想定の範囲内」となるよう、患者さんと綿密に情報共有しておく必要があるとも言えます。

医療ドラマのように、「成功」を喜ぶほど「予定通りの遂行が難しい手術」ばかり行うことは、現実にはありえないのです。

また、手術が終わった時点で「成功」とは言えないもう一つの理由として、手術そのものはまだ外科治療のほんの「入り口」に過ぎない、ということもあります。むしろ、手術が終わった後から新たな戦いが始まる、と言ってもよいでしょう。患者さんが順調に回復できるよう、慎重な術後管理が求められるからです。

術後には、さまざまな合併症（手術に関連して起こる問題）のリスクがあります。例えば、喫煙者や、肺の病気の既往がある患者さんは術後に肺炎を起こすリスクがあります。し、心臓に持病のある患者さんは、術後にその病気が悪化するリスクがあります。糖尿病や肥満の方は、術後に感染症を起こすリスクが高い傾向にあります。

そのため、手術が終わったときに、安易に「成功した」などと患者さんに伝えることはできません。医師が術後にすべきなのは、「手術は予定通り終わった」という報告と、「これから順調に回復できるかどうかが問題で、慎重に見ていかねばならない」という注意喚起です。「何かあればすぐに対処できるよう定期的に検査を行いつつ、全身状態を観察していきます」と伝えることも多いと思います。

逆に、術後に合併症が起こっても、それを「失敗」とは呼べません。術後の合併症は一定の確率で起こるものです。手術そのものがどれほどうまくいったとしても、合併症をゼロにすることはできません。

むしろ、合併症が起こりそうな気配を察知し、早めに対処したり、再手術をしたりして患者さんが無事に退院できれば、「失敗」とはとても言えないでしょう。

また、がんの手術の場合、術後に一定の割合で再発が起こります。術後に、再発予防のための抗がん剤治療を行ったり、再発があれば早めに発見できるよう、定期的に検査を繰り返したりする必要があります。

このように、手術に関しては、何をもって「成功」とするかが非常に難しいのです。

もちろん、患者さんの治療が順調に進んでいるなら喜ばしいことですし、こうした喜びを患者さんやご家族と共有することはとても大切です。一歩一歩、着実に歩みを続けることができている、という事実を認識することは、次の治療へのモチベーションにもつながります。

しかし、

「順調だと思っていたのに予想外の方向に病状が悪化し、不幸な転帰をたどった」

「大きな手術に耐え、何とか一つの山を乗り越えたのに、すぐに再発してしまった」

そんな事例に肩を落とす患者さんを何度も見てきた医師にとって、まだ経過が読めない段階から軽々しく「私は失敗しない」とか「大成功だ」などと伝えるのは無責任ではないか、という思いがあるのです。

手術とは、患者さんにとっても外科医にとっても、長い戦いのほんの始まりに過ぎません。手術という治療の、こうした特性を知っていただけるとありがたいと思っています。

さて、この章では医療ドラマに出てくる言葉について解説しました。誤解のないようお伝えしたいのですが、私は医療ドラマが嫌いなのではありません。

むしろ医師の中では医療ドラマを好んで見ている方で、さまざまな媒体で医療ドラマに関する記事を書き、ドラマ関連の公式イベントに登壇したり、試写会に招待していただいたりもしています。

医療ドラマはとにかく視聴率が取れるため、「ドル箱」とも言われています。こうした人気のエンタメを利用し、多くの人に医療に興味を持っていただいたり、啓発につなげたりすることの方が大切だと私は感じています。

コラム⑤

外科系ドラマに出てくる業界用語

派手な手術シーンの多い外科系ドラマは、昔から大人気です。私が小学生の頃に見た『振り返れば奴がいる』という外科医のドラマは今でもよく覚えていて、実は私が外科医を目指すきっかけとなった作品です。

ここでは、外科系ドラマによく出てくる業界用語について簡単に解説しておきたいと思います。知っておくと役立つような話ではありませんが、こういう豆知識を知って外科治療に興味を持ってくださる方が増えるとありがたいと思っています。

①モノポーラー

手術で使う道具と言えば、「メス」がよく知られているでしょう。外科医が最初に「メス！」と言い放って看護師からメスをもらい、皮膚を切る。手術シーンの定番です。

しかし、実は手術中にメスを使う機会は「最初に皮膚を切るとき」くらいしかありません。

手術によっては途中でわずか数回メスが必要になることはあるものの、総じてメスは「使う頻度がかなり低い道具」です。

では、何かを切りたいときによく使う道具は何でしょうか？　それが、メスで皮膚を切った後にたいてい外科医が要求する道具、「モノポーラー」です。「電気メス」とも呼びます。メスのような刃物ではなく、通電して組織を焼きながら切る道具です。

手元にボタンがあり、これを押すと通電し、細かい血管を凝固させながら切開できるのが利点です。ボタンを押すと「ピーッ」と電子音が鳴り、電気メスの先が触れた組織から煙が上がります。最近のドラマでは、モクモクと煙が上がる様子もリアルに再現されています。

ドラマ関係者に話を聞くと、実際に電気メスで鶏肉などを切り、そのリアルな音や煙を再現しているのだそうです。

②糸の名前

ドラマの中で、外科医が看護師に糸を要求することがあります。このとき、数字を使って、「4－0（ヨンゼロ）」「5－0（ゴーゼロ）」のように、太さを指定するのが一般的です。ドラマを見慣れている人なら、何度となく聞いたことのある表現でしょう。数字が大きいほど細くなり、7－0や8－0になると髪の毛より細くなります。

さらに、糸の種類を数字の後につけて、「4－0シルク（絹糸）」「5－0ナイロン」というように細かく指定します。

手術で使う糸の種類は膨大にあります。結ぶ組織の種類や、柔らかさなどの性質によって細かく使い分ける必要があるためです。手術室の看護師は、これらの糸の名前を一つ一つ覚え、外科医から要求された通りに手渡します。

ドラマでは、いつも道具の受け渡しはスムーズです。しかし、考えてもみてください。看護師は、台の上に載った膨大な種類の道具の中から、必要なものを次々外科医に手渡さなければなりません。指示があってから目的の道具を探し始めていると、手術はスムーズに進みません。かるた大会で、読み上げられた上の句を聞いて初めて下の句の札を探し始めるようなものです。当然ながら、あらかじめ「どの札がどの位置にあるか」をある程度は覚えて戦わないと、大会で勝つことはできません。

それと同様に、看護師は道具の配置をある程度頭に入れた上で、手術中に外科医の動きを見て手術の流れを把握し、「次にどんな道具が要求されるか」を予想しています。

要求される道具の候補を頭に思い浮かべ、外科医より一歩先に動き始めているのです。そのおかげで、外科医が道具の名前を発声して手を出した瞬間に、手のひらの上に目的の道具がスッと載るわけです。

ドラマでは外科医ばかりが目立ちますが、実は隣で看護師が頭をフル回転させているからこそ、こうしたスムーズさを実現できているのです。

③サイナス

これまで繰り返し触れてきましたが、『ドクターX』は2012年から2019年までの間に6回ものシリーズが放送され、常に視聴率が20％前後と驚異的な人気を誇る作品です。「サイナス」とは、このドラマの麻酔科医、城之内の決め台詞で、なんと1クールあたり10〜20回も登場します。

毎回手術の始まる前と終わった直後に、患者さんの血圧を宣言したのち「サイナス！」と高らかに告げる。それはもう、医療従事者にとっては不思議すぎるシーンなのですが、これがまた毎回かっこよく決まっているのです。

監修された麻酔科の先生とSNSを通してお話ししたことがありますが、「サイナス」は「麻酔科っぽいセリフを考えてほしい」というリクエストに応えて、あえて作ったのだそうです。

「サイナス」とは日本語で言うと「洞調律」です（正確には normal sinus rhythm）。簡単に言えば、「心臓が正常なリズムで動いている」「不整脈がない」ということを意味します。

城之内の仕事は、麻酔科医として手術中の全身状態を管理し、安定させることです。患者さんの心電図モニターの波形を見て、「サイナス」であることを確認し、これを毎回宣言しているのです。

しかし、現実にはこんなことを言う麻酔科医はいません。正常であるなら、「正常であること」をことさらに強調する必要がないからです。もし不整脈があるなら、例えば「心房細動があります」というように指摘するかもしれませんが、サイナスならあえて「サイナス」と言う必要はありません。

では、手術が始まる前には何を言うべきでしょうか？

これについては、「タイムアウト」と呼ばれる一連の確認項目が施設内で決まっているのが一般的です。一つの例を挙げてみます。

まず執刀医が、患者さんの名前、年齢、性別を言います。次に、病名とそれに対して行う手術の名前を言い、予定手術時間、予想出血量を述べます。それから看護師が、患者さんの状態や準備されている薬剤、器械、血液製剤等の情報を述べます。

そして麻酔科医が、患者さんの既往やリスクがあればそれを述べ、特別な麻酔法などがあればここで確認します。最後に外科医、麻酔科医、看護師がそれぞれ自分の名前を言い、全員で「よろしくお願いします」と言って手術が始まります。

施設によってはもっと簡易的に行うところもありますが、いずれにしても、患者さんの体にメスを入れる前に、チーム内で患者さんに関わる情報を再確認し合うことが大切なのです。

もちろん、ドラマでここまで再現すれば、せっかくの緊迫したシーンが冗長になって面白くなくなってしまうでしょう。しかし、実際の手術は、このように地味で淡々と行われるものなのです。

第6章

著名人の不思議な病名

芸能人など、著名な方が病気になったり亡くなったりすると、テレビやウェブニュースなどでよく病名が報道されます。真っ先に病名を知りたいと考える視聴者が多く、そのニーズに応えるためでしょう。

しかし、こうした速報は時に正確性を欠き、医学的に誤った解説がなされることがしばしばあります。実際には存在しない病名が報道されることも多く、病名を聞いてもどんな病気なのかさっぱり分からないことすらあります。

むろん、これは報道機関が悪いわけではありません。

そもそも患者さんの病気に関わるセンシティブな個人情報を、私たち医師が患者さんやご家族以外に伝えることはありません。すると、報道される病名は、ご本人やご家族から伝え聞いた事務所等の関係者が、マスコミの質問に答えた結果が反映されることになります。当然、「伝言ゲーム」のように情報は不正確になるのです。

この章では、これまでに実際報道されたことのある「不思議な病名」を紹介し、それを正しく解説してみたいと思います。

もちろん、他人の死因や病気を詮索する意図は全くありません。そもそもこうした報道は情報量が決定的に不足していて、何かを医学的に議論することは不可能です。あくまで、報じられた「病名」からどんな病気が想定されるか、という一般論を述べてみたいと思います。

突発性虚血心不全――存在しない病名から推測する

ある若い俳優の方が亡くなった際に公表された病名が、この「突発性虚血心不全」でした。このような病名は存在しないのですが、多くの人の関心を集め、このワードでネット検索する人や、SNS等で不確かな情報を発信する人が現れ、思わず閉口しました。

一体、どんな病気のことを指していたのでしょうか？

まず、正確な医学用語として「虚血性心疾患」という言葉があります。これは「心臓麻痺」の項目で説明した通り、心臓の周囲を取り巻く冠動脈が狭くなって発症する病気の総称です。「狭心症」や「心筋梗塞」と呼ばれる病気は、この「虚血性心疾患」に含まれます。

主な要因は動脈硬化で、喫煙や肥満、糖尿病、高血圧、脂質異常症（コレステロールや中性脂肪の値が高い状態）が大きなリスクになります。生活習慣病が最大の要因であるため、必然的に中高年に多いのですが、まれに若い方に発症することもあります。

例えば、家族性高コレステロール血症のような、遺伝的に血中のコレステロール（〝悪玉〟と言われるLDLコレステロール）の値が異常に高くなる病気では、若い頃に動脈硬化が進んでしまうことがあります。

「突発性虚血心不全」には、「虚血」という言葉が含まれている以上、こうした疾患のことを指していると想像できます。

しかし、「虚血心不全」という病名はありません。

「心不全」は、これも「心臓麻痺」の項目で説明した通り、心臓のポンプがうまく働かなくなっている状態です。これが急性に起こり、全身の循環が急速に破綻する状態が「急性心不全」、長い時間かけて徐々に機能が落ちる状態が「慢性心不全」です。

「虚血心不全」という不思議な病名からは、「虚血性心疾患が原因で起こった心不全」である、と推測されます。

最後に「突発性」ですが、これは突然発症した病気につける用語です。ただし、どんな病名にも自由につけていいわけではありません。「突発性難聴」「突発性発疹」など、原則それ自体が正式な病名になっているものだけに使用する言葉です。

もっとも、一般的な意味で「突発性の頭痛」や「突発性の痛み」といった使い方をするなら間違いではありません。つまり、「突発性腹痛」はNGですが、「突発性の腹痛」なら構わない、ということです。ややこしいですが、病名として使うなら正確に使用しなければなりません。

「虚血心不全」が正確に「虚血性心疾患」となっていたとしても、これに「突発性」をつけることはないため、「突発性虚血性心疾患」という言葉はありません。

以上のことから、担当した医師はおそらく、「突発的に起こった虚血性心疾患で心不全になったと思われる」と説明したものと推測できます。これが不思議な形で短縮し、「突発性虚血心不全」になったのでしょう。

余談ですが、病名によく使う似た言葉に「特発性」があります。誤解されやすいのですが、この読み方は「とくはつせい」で、「とっぱつせい」ではありません。「特発性」の意味は「原因不明の」です。「突発性」と「特発性」は全く意味が異なるため、注意が必要です。

大動脈剥離——大動脈が裂ける仕組みから推測する

以前、ある声優の方が「大動脈剥離《はくり》」で急死されたという報道がありました。高速道路で運転中に発症したと見られ、車内で意識がない状態で発見されました。このとき、全国的にこの病名が報じられ、大きな話題になったのですが、私たち医師は一度も聞いたことのない病気に驚きました。

おそらく、この件については関係者の聞き間違いではないか、と推測されます。というのも、「大動脈解離《かいり》」という、時に突然死する恐れのある病気が実在するからです。

2016年に、大阪駅近辺で乗用車が突然暴走して歩道に乗り上げ、複数人が死傷するという痛ましい事故がありました。その運転手だった方の死因が「大動脈解離」と報じられました。運転手が突然意識を失ったため、アクセルが踏みっぱなしの状態になってしまったのです。

では、なぜ「解離」を「剥離」と聞き間違えたのでしょうか？

この病気の仕組みが分かると、その原因を推測できるかもしれません。

まず、大動脈とは、体の中心を走る最も太い動脈です。この大動脈の壁は、いわば地層のように三つの層でできています。

各層には、内側から内膜、中膜、外膜という名前がついていて、大動脈解離は、この3層の中で最も弱い「中膜」が裂けてしまう病気です。この状態は本来「解離」としか呼べないのですが、「膜が剥がれる」と説明することはないわけではないので、「剥離」と認識し間違える可能性はあるでしょう。

では、そもそもなぜこんなふうに血管の壁が裂けてしまうのでしょうか？

大動脈の中では血液が常に勢いよく流れ、血管の壁にぶつかっています。例えば血圧が「120㎜Hg」なら、1センチの裂け目から約1・6メートルの噴水が噴き上がるくらいの圧力です。これは大人の身長に近いくらいの高さですから、かなり強い勢いであることがイメージできるでしょう。

もちろん、健康な血管の壁は丈夫で弾力があるため、血液が勢いよくぶつかっても裂けてし

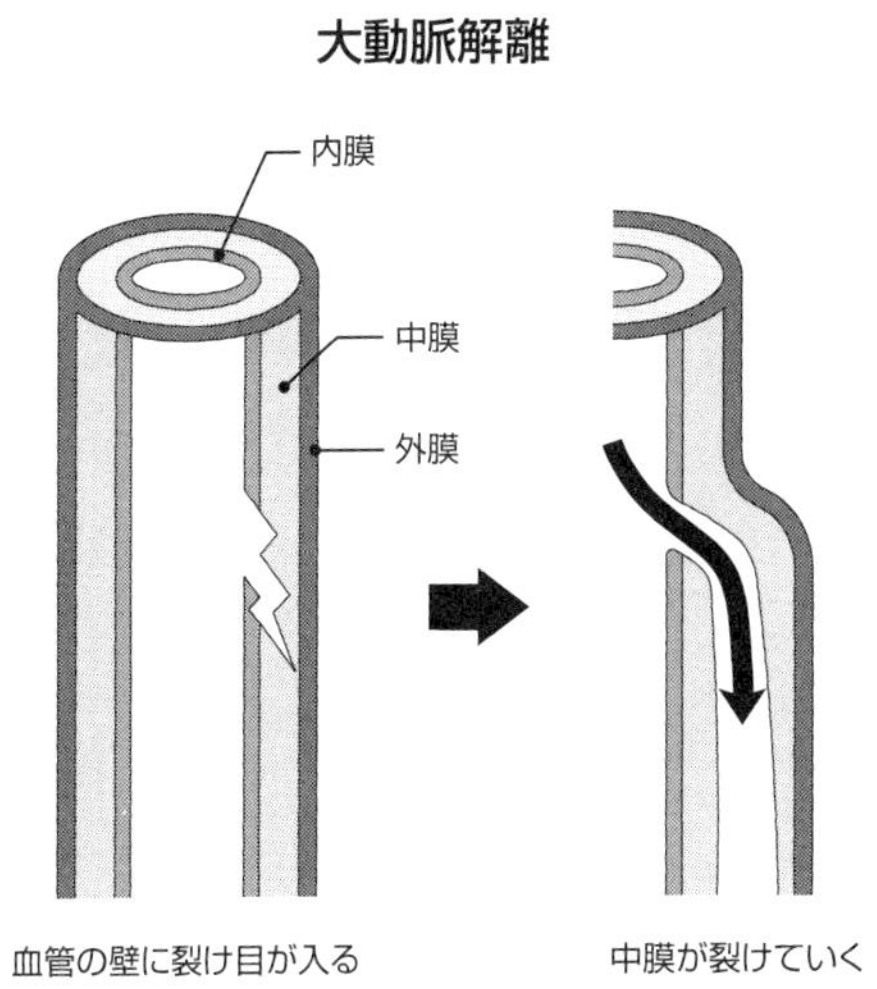

まうことはありません。では、どういうときに裂けてしまうのでしょうか？

その原因は簡単で、「血液の勢いが強すぎるとき」か「血管の壁が弱いとき」です。具体的なリスクを書くと、

血液の勢いが強すぎる＝高血圧

血管の壁が弱い＝動脈硬化（弾力性がなくなった状態）、マルファン症候群、エーラス・ダンロス症候群（いずれも生まれつき血管の壁が弱い病気）など

ということになります。高血圧は動脈硬化の原因にもなるので、大動脈解離の最大のリスクを「動脈硬化」とまとめることもできます。

一方、マルファン症候群やエーラス・ダンロス症候群は、生まれつき血管の壁を構成する結合組織が弱くなる遺伝性の病気です。まれな難

病なのですが、マルファン症候群の名前は有名なので、ご存知の方も多いのではないかと思います。

マルファン症候群の人は、高身長で手足が長いという特徴があるため、バレーボールやバスケットボールなどのスポーツで有利です。しかし、皮肉なことに、スポーツの最中は急に踏ん張ったりジャンプしたりする際に急激な血圧の変化を繰り返すため、大動脈解離のリスクが高くなります。かつてバレーボールのオリンピック選手だったフローラ・ハイマン選手がマルファン症候群で、日本での試合中に大動脈解離で突然死した話はよく知られています。

一方、前述の通り大動脈解離の最大のリスクは動脈硬化です。動脈硬化は、さまざまな要因で血管の壁の内側にプラークと呼ばれる塊が沈着し、動脈が弾力性を失い、硬くもろくなってしまう状態です。何度も述べている通り、心筋梗塞や狭心症、脳梗塞など、多くの血管の病気のリスクでもあります。

さて、血管の壁がひとたび裂けると、裂けた部分に勢いよく血液が流れ込むため、裂け目が一気に広がっていきます。激しい腰痛、背部痛が起こり、その痛みが移動する、というのが典型的な症状です。

もちろん、大動脈解離は、かかると必ず亡くなる病気ではありません。「大動脈のどこがどのくらい裂けたか」によって、死亡のリスクは変わりますし、治療の方法も変わります。

著名な方が突然亡くなると、そのとき報じられた病気について、「かかると即座に命が危うい」と誤解する人が増えるという問題があります。当然ながら、どんな病気にも「重症度」がありますす。軽いものから重いものまで、同じ病名で呼ばれる病気の中に、さまざまなパターンがあるのです。

著名人の報道に触れる際は、このことに必ず注意していただきたいと思います。

全身がん——全身のあらゆる臓器でがんが発生？

以前、著名な女優の方が亡くなった際、その死因が「全身がん」であると公表されました。「全身がん」という病名は存在しません。教科書にも医学用語辞典にも載っていない、医学的には正確ではない表現です。医師が患者さんに、診断名として「全身がんです」と伝えることもありません。

しかしながら、その意味を解釈することはできます。これは、「がん」という病気を理解する上で必ず知っておくべきこと、と言ってもいいかもしれません。

第2章で説明した通り、「がん」はたくさんの異なる病気の総称です。

この「がん」という病気を種類別に分ける上で最も重要なのが、「原発巣」という言葉です。原発巣とは、「最初にがんができた場所」のことです。

例えば、最初に大腸にがんができたなら大腸がん、最初に胃にがんができたなら胃がんです。正確には、大腸の壁の表面にある上皮細胞ががん化してできたのが大腸がん、胃の壁の表面にある上皮細胞ががん化してできたのが胃がんです。

それが肝臓や肺に転移し、体のさまざまな場所にがんが存在する状態になっても、全てのがんは原発巣から細胞分裂を起こして生まれたものです。どれだけ全身にがん細胞が広がったとしても、その全てはもともと原発巣を構成していた細胞です。

したがって、大腸がんが肺に転移を起こし、肺にがんがある状態になっても、それは「大腸がんの肺転移」であって「肺がん」ではありません（「転移性肺がん」と呼ぶことはありますが、単に「肺がん」とは呼びません）。

肺がんは、「肺の細胞ががん化してできたもの」ですから、大腸がんの肺転移とは全く異なる種類の細胞からできた、全く異なる病気なのです。

同様に、「大腸がんの肺転移」と「胃がんの肺転移」は全く異なる性質を持っています。大もとが違うのですから、当然のことです。

がんの転移とは、がん細胞が増殖するうちに近くの血管内に入り込み、血流に乗って他の臓器に運ばれることで起こります。他の臓器にたどり着いたがん細胞は、そこで増殖を始め、新たな塊を作るのです。

　また、がん細胞は血管だけでなくリンパ管と呼ばれる管に入って転移することもあります。第2章でも説明した通り、人間の体には無数のリンパ節があり、これをつなぐようにリンパ管が張り巡らされています。

　リンパ管の中にはリンパ液と呼ばれる液体が流れているため、リンパ管に入ったがん細胞は、このリンパ液の流れに乗って遠く離れたリンパ節にもたどり着きます。

　このように、がんはある程度進行すると、血流やリンパ流に乗り、体のいろいろなところに飛び散っていくことになります。もし、原発巣に隣接したリンパ節だけの転移なら、原発巣と一緒に切除することで、がんを根絶やしにできる可能性があります。一方、原発巣から遠く離れた臓器やリンパ節に転移してしまうと、これらを一つ一つ手術で取っても、原則がんを根絶やしにできません。

　なぜなら、ひとたび遠くの臓器に転移が確認されたら、それは血管やリンパ管の中にたくさんのがん細胞が流れ込んだ、と考えられるからです。つまり、この血流やリンパ流の流れに乗ってたどり着いた先にある「目に見えるサイズのがん」だけを取っても、「目に見えないサイズのがん」を無数に取り残すことになるのです。

　そう考えると、遠くの臓器に転移するほど進行したがんは、全身の至るところにがん細胞があるかもしれない点で、いわば「全身病」と呼ぶことができます。**全身に張り巡らされた血管**

やリンパ管のネットワークのどこにがん細胞がいるか分からないからです。

実は、ここまでの話を患者さんに説明する際、「がんは全身病だ」と伝えることがあります。「全身病」という言葉は医学的に正確ではないのですが、「局所だけの問題ではない」ということを強調するために、あえて使うのです。

この状態を「全身がん」と言うことも可能です（あまり使うことはないのですが、似たようなイメージで捉えることは可能です）。

重要なのは、「全身がん」という言葉から、「全身のあらゆる臓器からがんが生まれる状態」を思い浮かべてはいけない、ということです。あくまで、どこかに原発巣があり、これが全身に広がった結果として起こった「全身のさまざまなところにがんが存在するかもしれない状態」に過ぎないからです。

全く別の臓器の、異なる性質を持つ細胞が同時にがん化することなどめったにありません。まれに、偶然複数の臓器に同時にがんが見つかることがありますが、一方が他方の転移でないケースであれば、これを「重複がん」と呼びます。

比較的頻度が高いのは、のどのがん（咽頭がんや喉頭がん）や食道がんです。これらは同時に見つかりやすい、重複がんになることの多いがんです。なぜなら、タバコとアルコールという共通のリスクがあるからです。喫煙者や大酒飲みの方は、のどのがんや食道のがんになりやすいため、これらが同時に発症する確率が高くなる、というわけです。

また、大腸がんや肺がん、乳がんなど、かかる人口が多いがんであれば、偶然これらが同時に見つかることはありえます。偶然に過ぎませんが、頻度が高いゆえに、残念ながら同じ人に同じタイミングで起こることはあるのです。

さらに、非常に頻度は低いのですが、がんになりやすい遺伝性疾患の方が複数のがんに同時にかかることはありえます。例えば、リンチ症候群という病気は、生まれながらに持つ遺伝子変異が原因で、大腸や子宮、卵巣、胃、尿路、膵臓、胆道など、多くの臓器にがんができやすい性質があります。このような遺伝性の病気は、例外的に全身にがんを多発しうる病気です。

逆に言えば、**このような遺伝性の病気でもない限り、たくさんの臓器に同時にがんができるケースはまずありえません。**「全身がん」という言葉を見ても、この点では誤解のないようご注意ください。

多臓器不全――正確な病名だが何の病気か分からない

著名な方が亡くなった際、その死因として「多臓器不全」という言葉がよく使われます。「多臓器不全」は正確な病名で、教科書にも医学用語辞典にも載っているれっきとした専門用語です。近年は「多臓器障害」と呼ぶ方が一般的ですが、「多臓器不全」もよく使います。

しかし、報道等でよく使われる割には、その意味を理解している人は多くないはずです。まず、「死因は多臓器不全だ」と報道されても、どういう病気で亡くなったのかは医師ですらさっぱり分かりません。なぜなら、「多臓器不全」は原因ではなく結果だからです。

多臓器不全の定義は、「全身的な侵襲や重篤な病変が背景に存在し、それを契機に多くの場合は重症感染症が生じて敗血症に進展し、それに続発して、中枢神経、心、肺、肝、腎、消化管、凝固系、免疫系などの複数の重要臓器や系が、同時あるいは関連して連続性に機能不全に陥る病態」（『医学書院医学大辞典 第2版』）です。

一方「多臓器障害」の方は、「重症傷病が原因となっておこった制御不可能な炎症反応（過剰なサイトカイン）による2つ以上の臓器・系の進行性の機能障害」です[*1]。

かなり難しい言葉が使われているのですが、いずれにしても、「何らかの重い病気で多くの臓器が十分に機能しなくなった状態」と言っているだけです。

よって、どんな病気でも最終的に多臓器不全にたどり着くことはあります。**「多くの臓器が機能を失ってしまうような一つの病気」があるわけではない、ということに注意が必要なのです。**

何らかの病気が悪化した結果として「多臓器不全」に陥るのですから、「死因が多臓器不全だ」と言われたときに私たちが思うのは、「何が原因で多臓器不全になったのだろう？」ということです。

がんが悪化した結果なのか、肝臓や腎臓の病気なのか、何らかの感染症なのか。とにかくどんな病気でも重症化すると多臓器に障害が起こりうるため、「多臓器不全」だけでは原因を特定しようがありません。

「多臓器不全」がテレビなどで扱われると、患者さんから、

「多臓器不全って怖い病気ですか？」

と言われることがありますが、確かに「怖い病気」ではあるものの、これはある意味で、

「病気で重篤な状態って怖いですか？」

と聞かれているようなものです。

報道などでは、こうした「最終結果」だけが伝えられ、実際にはどういう病気だったのか全く分からない、ということがよくあるのです。

なお、近年「多臓器不全」より「多臓器障害」の方が望ましいとされているのは、患者さんの状態、治療への反応によっては、臓器の機能が正常に回復し、救命できることがあるためです。その場合は、永久に機能を失ったのではなく一時的に機能が障害されたと考えるべき、という理論に基づいた名称なのです。

病名が変わるほど医療が進歩した、とも言えるでしょう。

コラム⑥　実は使いづらい白衣とナースキャップ

前のコラムでも触れたように、私の小学生時代の医師のイメージは、ドラマ『振り返れば奴がいる』でした。このドラマのオープニングは特に印象的で、CHAGE & ASKAの名曲「YAH YAH YAH」をバックに、二人の外科医がスーツと白衣姿で屋外を並んで走っている、というものでした。ただただ走っているだけなのですが、医師が白衣をヒラヒラと翻して走る姿は、幼い私には何ともかっこよく見えたものです。

さて、そんな私も医学部5年生になり、臨床実習が始まり、ようやく病院で白衣を着られるようになりました。意気揚々と病院を歩いているうちに、ふと『振り返れば奴がいる』のオープニングを思い出し、白衣を着て軽く走ってみたのです。

そこで私は初めて気づきました。「ただ走るだけでは白衣は翻らない」ということに。

前方から強い向かい風が吹いていないと白衣はヒラヒラせず、ただ足にまとわりついて走りにくいだけだったのです。あのオープニングは、前から人工的に風を吹かせていたのか、風の強い日に撮影したのか分かりませんが、いずれにしても簡単に再現できるものではありませんでした。

また、そもそも白衣がかなり不便な服だということにも気づき始めました。裾が長いせいで、ラックや点滴棒などに引っかかることもあります。患者さんの下半身を診察するためにかがんだり、ベッドの下に落ちたものを拾おうとしたりすると、裾が床についてしまうこともあります。

病院で働く医師の多くは、肉体労働と言ってもいい類の仕事をしています。たくさんの患者さんの病室を巡り、診察を繰り返し、病棟、外来、検査室、手術室を行ったり来たりします。

よく考えれば、白衣という服装は、これだけ動き回る仕事に最適化されたものとは言いがたいのです。

そういう事情もあって、近年はスクラブスーツが広まっています。いわゆる体操服のように、動きやすく脱ぎ着もしやすい医療用の作業着です。医療ドラマに出てくる医師も、こうした流れを受け、服装が変化してきました。

冒頭の『振り返れば奴がいる』で走っていた白衣の医師は、下にワイシャツを着てネクタイを締めていました。一方、例えば『コード・ブルー』では、現場で働く医師たちは紺色のスクラブスーツを着用し、白衣はほとんど着ていませんでした。

実は、こうした傾向は看護師にも当てはまります。看護師は、自力で動けない患者さんを何人かで介助したり、歩行を手伝ったりと、医師以上に肉体労働を多く行う傾向があります。

そこで、看護師もスクラブスーツを着用する病院が多くなっていて、『コード・ブルー』の看護師もピンク色や紺色のスクラブスーツを着ていました。

看護師と言えば、かつてはナースキャップがトレードマークでしたが、これも清潔とは言えないほか、点滴の管やカーテンにひっかかって危ないといった理由から、多くの病院で廃止され、めったに見なくなりました。

このように、医療従事者の服装は、合理性や安全性を求めて時代とともに変化してきたのです。

第7章 健康に関わる身近な言葉

近年、多くの人が健康を目指してさまざまな商品を購入したり、何かの教室に通ったり、書店に溢れる健康本を買って勉強したりしています。週刊誌は、「医療」「健康」に関する話題を毎週のように取り上げ、世間の関心の高さを象徴しているようです。

一方で、「健康ビジネス」という言葉が示すように、「健康になりたい人」はマーケットにおける貴重な顧客です。健康を求めるあまり、無用に高額な商品にお金を使ってしまったり、科学的根拠のない民間療法に傾倒してしまったりする人は少なくありません。

真に健康を目指すには、巷でよく見る健康に関わるキーワードの意味を、医学的にきちんと理解しておく必要があるでしょう。この章では、そうしたキーワードを中心に解説します。

免疫力——免疫の仕組みは「上がる」「下がる」では捉えられない

本や新聞広告、週刊誌や食品の宣伝など、あらゆるところで「免疫力」という言葉を目にします。よくあるのは、「免疫力アップ」「免疫力を上げて病気を予防」といった表現です。

多くの人は、「免疫力」という言葉を「病気に対する抵抗力」といった漠然とした意味で捉えているでしょう。医師も習慣的に、そうした意味で患者さんに漠然と「免疫力」という言葉を使うことはあります。

しかし、「免疫力を上げること」が、あらゆる病気にかかりにくくなるかのような、何ともきらびやかで、素晴らしいことのようにもてはやされ、肯定的に捉えられる様子を見ると、医師としては少し注意喚起をしたくもなります。

まず、大前提として「免疫力」という医学用語は存在しません。

医学用語辞典として代表的な、『南山堂医学大辞典』『ステッドマン医学大辞典』『医学書院医学大辞典』『最新医学大辞典』のいずれのページを繰ってみても、「免疫力」という言葉は載っていません。私たちが「免疫力」を医学部で学ぶことはありませんし、カルテに書くこともありません。

免疫の機能は、「力」として何かの検査で「測定」できるものではありませんし、「上がる」や「下がる」が何を意味するのかも、はっきりしません。

「免疫」という仕組みは、それほど単純ではないからです。

では、「免疫力」とは一体何の力のことなのでしょうか？

まず、「免疫」について、ごく簡単に理解しておきましょう。

免疫は、体に侵入してきた外敵をやっつけ、身を守るシステムのことです。私たちは、膨大な数の細菌やウイルス、真菌といった病原体に囲まれて生活しています。もし相手がハチやムカデのように目に見えるなら、敵から逃げたり、こちらから迎撃したりするのも簡単でしょう。

ところが、私たちに病気を引き起こす多くの病原体は、そのほとんどが目に見えません。

また、そうした小さな外敵にとってみれば、人間の体など穴だらけです。何より顔には「巨大な」穴がたくさんあいていて、病原体の侵入を容易に許してしまいます。

肉眼で見えない相手を水際で封じ込めるなど最初から不可能なのですから、侵入してきた相手を体内でやっつけるか、病気を引き起こさないよう厳しく見張る、という策を取ることになります。それが「免疫」というシステムです。

目に見えない上に膨大な種類の外敵を相手にするので、その仕組みは極めて複雑です。

まず、免疫は「自然免疫」と「獲得免疫」に大きく分けられ、「獲得免疫」はさらに、「細胞性免疫」と「液性免疫」に分けられます。それぞれに関わる役者も非常に多く、好中球、リンパ球、好酸球、マクロファージ、NK細胞といった数々の細胞から、抗体や補体といったタンパク質まで、もはやここには書き切れないほどたくさんあります。

これらが複雑に絡み合い、お互いが協力し合って攻撃と防御を担っているのです。

しかも、これらはお互いがバランスよく、適度に動く必要があります。「がんばりすぎ」はいけません。

例えば、本来病原体とは言えないような、花粉や卵、小麦粉、蕎麦まで外敵と見なして過剰に反応してしまう状態を「アレルギー」と呼びます。アレルギー疾患は、多くの人が悩まされている、「免疫が悪さをしてしまう病気」です。
また、「味方」を敵と間違えて攻撃してしまうことで起こる「自己免疫疾患」という病気も多くあります。

例えば、自分の関節を構成する滑膜を攻撃し、関節を破壊してしまう病気が「関節リウマチ」です。膵臓のインスリン（血糖値を下げるホルモン）を作る細胞を攻撃してしまい、インスリンが作れなくなってしまう病気が「1型糖尿病」です。こうした自己免疫疾患は、ここには書き切れないくらいたくさんあります。

新型コロナでも「免疫が悪さをしてしまう」ことがあります。感染者の一部が重症化し、肺炎を起こして致命的になることはご存知の通りですが、重篤な肺炎を起こしている段階では、体の中のウイルス量はむしろピーク時よりかなり低いことが知られています[*1]。

ウイルスからの直接的な攻撃ではなく、ウイルスをやっつけようとする免疫の強い反応が、肺に広範な炎症を引き起こしているのです。まるで、侵入してきた敵の大軍をやっつけようと激しく攻撃したせいで、敵が殲滅された後もなお自陣に炎が燃え盛っているようなものです。

新型コロナの肺炎に対し、免疫の働きを抑えるステロイド製剤を用いるのは、これが理由です。免疫の過剰な反応を抑制する必要があるからです。

ここで、改めて考えてみます。

「免疫力」とは、どの「力」のことを指すのでしょうか？

もし「免疫力アップ」という言葉が、免疫のシステムに関わるどれかの役者のパワーアップを指すなら、その「免疫力が上がった」状態は、本当に体にいいことでしょうか？

そう考えると、そもそも「免疫力」という言葉で免疫の機能をシンプルに表現するのは難しいことに気づきます。

むろん、ワクチンを接種して、特定の病原体に対する抵抗力を獲得することはできます。ワクチンによって特定の病気にかかりにくくなる、というのは、免疫のシステムのうち「何がどんな機能を獲得し、どんなメリットを得たのか」を明確に説明できる現象です。単に「免疫力が上がる」という言葉では説明したことにならないでしょう。

一方で、どれかの役者の機能が落ちる、といった病気はあります。例えば、第1章で説明した通り、HIVはリンパ球の一種である「ヘルパーT細胞」を破壊することで、ヘルパーT細胞が関わる感染症にかかりやすくなるのでした。この現象を、「免疫力が下がる」という言葉で説明できなくはないですが、それだけでは「何の力がどんなふうに下がり、その結果どんな病気にかかりやすくなるか（あるいは、どんな病気には抵抗力を維持しているか）」は伝わりません。

以上のことは、自動車の仕組みを想像するとよく理解できます。ブレーキが壊れると、走ることはできますが、止まることはできません。ハンドルが壊れると、走ることも止まることもできますが、曲がることはできません。逆に、いいブレーキを搭載すれば制動力は増すでしょうが、速く走れるようにはなりません。

このように、**自動車の良し悪しをただ一つのものさしで測定できないと知っているからこそ、「自動車の力」が上がる、下がるなどと表現する人はいないわけです。**

同様に、免疫というシステムは、さまざまな役者がバランスよく協働することでその機能を発揮します。その点では、むしろうまく「整える」ことが大切だと言えるでしょう。それを実現する方法は、残念ながら、バランスのよい食事、十分な睡眠、習慣的な運動といった、ありきたりなものしかありません。

健康問題をシンプルな方法で解決しようとするアプローチは、それが分かりやすく、実践しやすいものであるほど多くの人の心を打ちます。しかし、人体の仕組みをあまりに単純に捉えようとすると、思わぬ誤解をしてしまう恐れがあるのです。

自律神経——意思とは無関係に体を自動調節

「自律神経」もまた、巷でよく見かけるものの、その具体的な意味があまりよく知られていない言葉ではないでしょうか？

体内で重要な働きをしている、目には見えない何かの「信号」であるかのように捉えている人も多いように思います。実態はよく分からないものの、何やら体のバランスを整えているらしく、その調子が狂うと体調が悪くなる。そんなイメージでしょうか？

確かに、そのイメージはあながち間違いではないのですが、もう少し正確に自律神経の機能を理解しておいた方がよいでしょう。

まず、自律神経というのは、目に見えます。全身の各種の臓器と脳を結ぶ、複雑に入り組んだ細くて白い線維の束です。

例えば、手術の際は自律神経をいかに傷つけずに病巣を切除するかが大切です。ですから、手術中に「ここには自律神経の線維が走っているから気をつけよう」と注意を払います。

では、自律神経とはそもそもどんな機能を持つ神経なのでしょうか？

まず、自律神経は大きく「交感神経」と「副交感神経」という二つの神経系に分けることができます。交感神経と副交感神経は、おおむね正反対の作用を持ち、全身の臓器をバランスよく働かせています。それぞれが具体的に何をしているのか、一覧で見ていただいた方が分かりやすいでしょう。

まず、交感神経の働きを考えるときは、ボクサーになった自分を想像してみてください。

今まさに、あなたはリングに立っています。目の前には、戦うべき相手がいる。聴衆からの

自律神経の働き

	自律神経系	
	交感神経系	副交感神経系
瞳孔	大きくなる（散瞳）	小さくなる（縮瞳）
気管	拡張	収縮
血圧	上がる	下がる
心拍数	増える	減る
消化液の分泌	減る	増える
消化管の運動	抑制	促進
汗腺	発汗増加	――
膀胱	蓄尿	排尿
末梢血管	収縮	拡張

割れんばかりの喚声があなたに降り注いでいます。

どうでしょうか？

あなたの瞳孔は開き、心臓は早鐘を打つようにドキドキし、血圧は上がっていることでしょう。肌にはうっすら汗をかいている。一方で、胃腸の動きは止まり、膀胱は尿を出さないよう働いているはずです。戦意が沸騰しているときに、食欲や尿意など全く感じません。

ここでもう一度、表の交感神経系の欄を見てください。こうした状況にぴったり一致する現象が並んでいるはずです。これが、交感神経が優位に働いているときの状態です。

一方、副交感神経の働きを考えるときは、この逆です。例えば、自宅で美味しいものを食べ、好きな音楽を聴いてリラックスしているときを想像してみるとよいでしょう。

このように、自律神経は私たちの体を状況に応じて絶えず調節し、生命維持を担っています。しかも、私たちの意思とは無関係に、自動的に働いてくれるのです（「自律」という名の通りです）。

さて、ここまでを理解すると、自律神経の調子が狂うとどんな症状が表れるのかが想像しやすくなるはずです。安静にしているのに動悸がする、胃腸の具合が悪い、手足が冷える、顔がほてる、眠れない、などの不快な症状が表れるのです。ひどい場合は生活に支障をきたし、「自律神経失調症」という病名が使われることもあります。[*2]

自律神経のバランスが崩れるきっかけはさまざまにありますが、ストレスや生活習慣の乱れは大きな要因です。緊張したり心理的に負担を感じたりする場面が多い、悩みが多い、睡眠不足、といった状態が続くと、体の自動調節が徐々にうまくいかなくなります。時にこれがストレスを増幅させる、といった悪循環に陥るのです。

この状態をもとに戻すには、要因となるストレスを減らすことや、生活習慣を改善することが大切です。体操や散歩、音楽・映画鑑賞をしてリラックスできる時間や、レジャーやスポーツなど何かを夢中で楽しめる時間を作るのがよいかと思います。

また、規則正しい生活、バランスの良い食事、適度な運動といったメリハリのある生活習慣が大切です。もちろん、症状がひどいときは、かかりつけ医への相談が必要です。

このようなことを書くと、「言われなくても分かっている」「分かっていてもなかなかできないから困っているのだ」とお叱りを受けるかもしれません。しかし、自律神経の機能をきちんと理解した上で、十分な知識を背景に対策を考えることは、とても大切です。

「免疫力」と同じように、「正確な意味は知らないものの何となく体に良さそうなワード」に惹かれ、漠然と「何か」を鍛えたり、整えたり、調子を良くしたりするために、実態の見えないものに高額なお金を払うのは禁物です。そのお金を使って、温泉旅行に行ったり、好きな本や漫画を買い込んだり、映画やコンサートを見に行ったりする方が効果的、ということもあるでしょう。

なお、自律神経失調症は、前述した通り自律神経のバランスの乱れが原因ですから、うつ病のような精神疾患とは異なります。精神疾患が原因で起こっている症状なら、それは精神科で適切な治療を受ける必要があります。自律神経の不調と、精神の病気を混同しないよう注意が必要でしょう。

胃腸にやさしい——「胃腸に良い」を医学的に定義してみる

巷では「胃腸」に関する話題もよく見かけます。胃腸の調子が悪いと、食欲がわかなくなったり、便秘や下痢を起こしたりして日常生活のクオリティが大きく下がってしまいます。「胃腸に良い」「胃腸にやさしい」というキャッチコピーが皆さんの心を打つのは、それが理由でしょう。

しかし、この「胃腸」という言葉や、「良い」「やさしい」といった言葉は、一体どういう意味なのでしょうか？

「胃腸」は、読んで字の如く「胃」と「腸」のことでしょう。そして、「腸」とは小腸と大腸のことなのでしょう。それぞれ全く異なる機能を持っていますので、「胃腸に良い」だけでは、どれに「良い」のか分からないという問題があります。むろん「胃腸炎」という言葉と同様に、消化管を指す広い概念の言葉として「胃腸」が使われているのだとは思います。

一方、「良い」「やさしい」もまた、漠然としています。消化管にどんな影響を与えれば、「良い」のでしょうか？　食欲増進？　スムーズな消化？　便秘の解消？　下痢の改善？

こんなことを書くと、「神経質な医者だ」「『お腹の調子を良くする』くらいのあいまいな解釈でいいじゃないか」と言われるかもしれません。しかし、人体にとって本当にプラスの効果を得たいのであれば、まずは用語の定義からきちんと確認しておく必要があるでしょう。

さて、もし私が「胃腸に良い食事とは何か？」と問われた場合、まずは「その相手が何を求めているか」をはっきり言語化して共有します。

例えば、生来健康で、全く何も病気にかかったことのない方からの質問であれば、「バランスの良い食事を心がけましょう」という月並みな答えを返すことになります。

「バランスの良い」とは、具体的にどういう意味でしょうか？

それに関しては、厚生労働省と農林水産省が、科学的根拠に基づいて「食事バランスガイド」という分かりやすいイラスト付きの資料を作ってくれています。こういうときは、「公的機関や学術団体からの発信を参照し、専門家集団のコンセンサスに当たる」が鉄則です。

一方、何らかの持病のある方からの質問であれば、どうでしょうか？

その場合は、その病気の種類や重さによって変わります。

例えば、胃を切除する手術を受けたことのある方は、胃の容量が小さいため、食べたものを溜めておくスペースが十分にありません。短時間にたくさんのものを食べると、胃で溜め込めずに一気に小腸に落ちてしまうことがあります。これにより、お腹が痛くなったり、動悸がしたり冷や汗が出たりと、不快な症状が引き起こされます（ダンピング症候群と呼びます）。そこで、少量のものを何度かに分けて食べることが「胃腸にやさしい食事」になります。

腸閉塞を起こしたことのある方にも同様に、「一度にたくさんのものを食べすぎないように」と伝えます。第4章で説明した通り、お腹の手術を受けたことがある方は、腸管同士が癒着を起こし、動きが悪くなっていることがあります。暴飲暴食をすると、再び腸閉塞を起こしてしまう恐れがあるのです。

便秘の方に対する食事ならどうでしょうか？　例えば、乳酸菌やビフィズス菌などの腸内細菌を含む食品に、一定の効果があることが知られています。[*3] もし便秘の方から「乳酸菌やビフィズス菌は腸に良いか」という質問を受けたなら、「腸内細菌の摂取によって排便回数が増える、というデータはある。ただし、その種類や摂取回数については、明確なことは分かっていない」という内容を噛み砕いてお答えするでしょう。「腸に良い」を医学的に定義した結果です。

クローン病という腸の病気をご存知でしょうか？　小腸や大腸の粘膜に広く炎症を起こし、熱が出たり、ひどい下痢を起こしたりする難病です。この病気には、消化態栄養剤や半消化態栄養剤と呼ばれる栄養剤の摂取が有効です。[*4]

いわば「すでに消化されたもの（消化態）」、あるいは「すでに半分消化されたもの（半消化態）」を摂り、「消化」という作業を免除してあげることで、小腸や大腸の負担を減らすわけです。まさに「腸にやさしい」食事です。

以上のように、**個別の事例において「胃腸に良い」の意味は全く違う**ことが分かります。誰もが一人一人、違う体を持っていますから、求めるべき食事形態が違うのは当然のことなのです。

また、食事に関しては、「胃腸に良いかどうか」だけを考えればいいのではありません。

例えば、腎臓の機能が悪い方は、タンパク制限や塩分制限が必要です。この上限となる量は、腎臓病の重さや種類によって異なります。それぞれの方に合った適切な量が求められます。[*5]

肝硬変の人には、病状によっては「夜食」が推奨されます。[*6] 私たちは普段、夕食から翌日の朝食まで、食事をしない時間が12時間近くあります。1日の半分にも相当する、かなり長い時間、絶食状態なのです。こんな毎日を繰り返しても体に問題が起きないのは、「栄養の貯蔵庫」である肝臓からブドウ糖が供給されているからです。肝臓は、グリコーゲンという形で栄養を貯蔵できるのです。

ところが、肝硬変のように肝臓に重い病気のある方は、「貯蔵庫」としての機能が衰えています。そこで、寝る前に軽食を補給しないと、明け方に飢餓状態に陥ってしまうというわけです。

このような話を語り始めるとページがいくらあっても足りませんので、このくらいにしておきましょう。いずれにしても、「どんな人にどんな効果を狙うか」で「体に良い食事」は違うのだ、ということは知っておいていただければと思います。

風邪――「急性上気道炎」と呼ぶと分かるたくさんのこと

「風邪」は、正確な医学用語ではない通称です。確かに、私たちは患者さんに「風邪ですね」と伝えることはありますが、カルテや診断書、紹介状などの公式な文書に単に「風邪」と書くことはなく、「かぜ症候群」や「感冒」といった言葉を使うのが一般的です。

しかし、これらも「風邪」を難しく言い換えただけで、「風邪がどういう病気なのか」は見えてきません。「脳出血」や「心筋梗塞」「肺炎」「大腸がん」など、「臓器の名前」と「その臓器に起こった異変」がセットになった病名と比べると、「かぜ症候群」や「感冒」は何とも漠然としています。

そこでもう一つ、「風邪」を意味する、現場でよく使う病名があります。それが、「急性上気道炎」です。これなら、ずいぶんはっきりと実態が見えてきます。

「急性」というのは、急に発症して短期間で悪くなるような病気につける枕詞です。「上気道」とは、鼻、口からのど（喉頭）のあたりまでを指す言葉で、読んで字の如く、「空気の通り道」の上流エリアのことです。ここに病原体が感染し、「炎症」を起こせば「上気道炎」です。

風邪の典型的な症状は、咳、たん、鼻水、のどの痛みですね。これらを総称して、「上気道症状」と呼びます。上気道に炎症が起こっているから、その部位に不具合が出るわけです。

前述の通り、風邪の原因はほとんどがウイルスですが、その種類は200以上あると言われています。[*7] どうりで、毎年大勢が何度も風邪をひくはずです。「風邪」と言いつつ、実は異なる病原体が引き起こす病気を総称しているのです。

しかし、この膨大なウイルスたちも、いくつかのグループに分けることはできます。第1章でも紹介した通り、最も多いのがライノウイルス、その次がコロナウイルスでしたね。他にも、RSウイルス、パラインフルエンザウイルス、アデノウイルスなどがあります。

ちなみに、「上気道」があれば「下気道」もあります。人の体に入った空気は、口と鼻から、のどを通って気管、気管支、細気管支と、肺の中までたどり着きます。気道の中の下流エリア、つまり気管から肺の部分が「下気道」です。

感染が起こる場所が上気道にとどまるか、それとも下気道まで及ぶか、という違いは、医学的には非常に大切です。なぜなら、下気道に感染が及ぶ気管支炎や肺炎などは、風邪よりはるかに重い病気だからです。酸素を体にうまく取り込めなくなり、酸素を吸入する治療を行ったり、場合によっては人工呼吸器を使ったりしなければなりません。

新型コロナウイルスが、風邪の原因となる「旧型」のコロナウイルスと違って厄介なのは、**大部分の人（約8割）は感染が上気道にとどまるのに、一部の人（残りの2割）は下気道にまで感染が及ぶからです。**[*8]

上気道と下気道

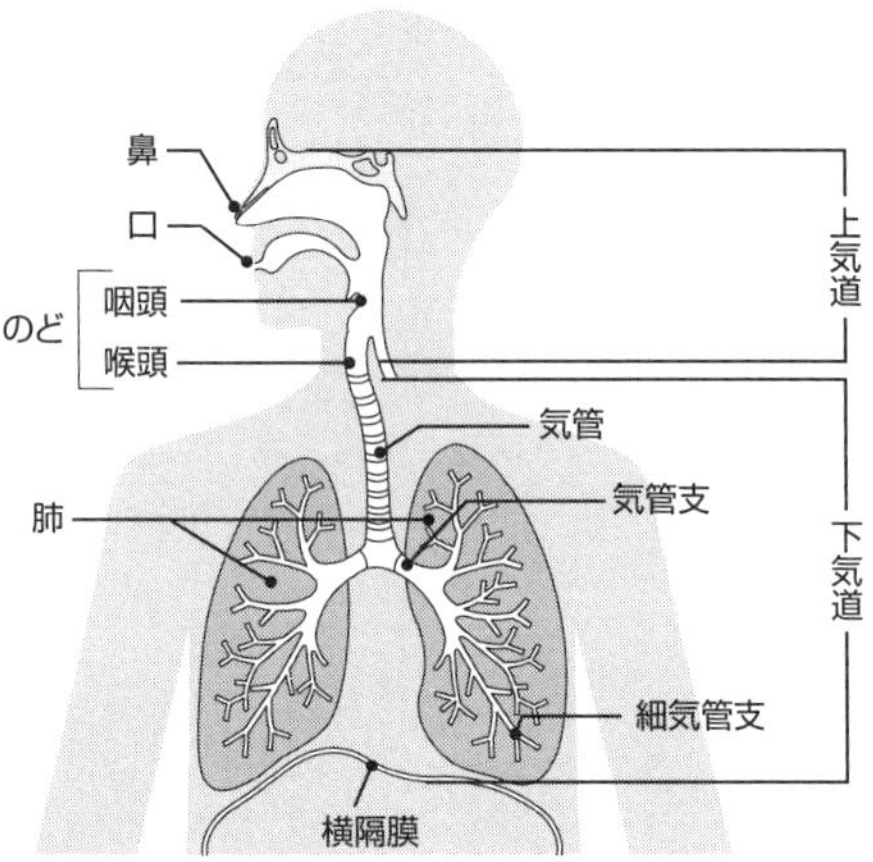

①前者の人は、軽い風邪症状のみ（一部は無症状）なので、気づかないうちに周囲の人に感染を広げやすい

②後者の人は、重症化して命に危険が及ぶことがある

この二つの特徴こそ、新型コロナウイルスが凶悪である理由と言ってよいでしょう。

2003年に流行したSARSは、ほぼ全てが「下気道に感染を起こす病気」でした。かかった人の多くが重症化する、という意味では厄介な病気ですが、その反面、感染した人は容易に捕捉できます。病院で隔離され、一般社会に感染を広げるリスクを下げられるのです。

「たくさんのSARS患者が街中を歩いている」ということがありえない、という点を考えると、新型コロナがSARSより公衆衛生的に厄介である理由は、よく理解できるでしょう（実際、SARSの流行の中心は院内感染でした[*9]）。

このように、私たちに身近な「風邪」という病気も、その言葉の意味と成り立ちを正確に理解することで、芋づる式に他の病気への理解が深まります。用語を正確に使うこと、それは、病気を正しく理解し、正しく恐れることにつながるのです。

医療現場で医師がよく使うにもかかわらず、患者さんにはあまり理解されていない言葉は多くあります。逆に、患者さんがよく使うのに、その意味が医師にはうまく伝わっていない（あるいは誤って使っている）言葉も少なくありません。

また、テレビや新聞でよく使われる用語であるにもかかわらず、医学用語としては使えない。そんな言葉もたくさんあります。

私が患者さんとコミュニケーションを取る上で最も強く意識するのは、「言葉の定義をきちんと説明し、その解釈を共有すること」です。同じ言葉を使っていても、それに対するお互いの解釈が違っていれば、思いもよらぬ誤解が生まれるからです。

一方で、皆さんも患者として医師と話すときは、自分の使う言葉の解釈がきちんと医師と共有できているかどうかを意識的に確認する必要があるでしょう。自分の訴えが医師に正しく伝わらないと、治療はうまくいきません。

医学用語の意味をきちんと理解し、それをうまく使いこなすには、少しだけ医学の専門知識が必要です。一見簡単そうな、一般的な辞書に載っている言葉を使う場合でも、その背景にある医学知識が頭に入っていることで意思疎通は円滑になるのです。

私がこの本で医学用語の定義にこだわり、その背景にある医学知識をできるだけ詳しく説明したのは、こうした理由からです。

実は、この本のテーマは担当編集者の小木田順子さんの発案によるもので、私が思いついたのではありません。前作『医者が教える 正しい病院のかかり方』の発売直後、池袋の書店で登壇したトークイベントの帰り道、小木田さんが、

「次回作は、医学の言葉を解説するというテーマでいかがでしょう? 医者の言葉は意外と患者に伝わっていないように思います。『治る』とか『様子を見る』といった言葉をじっくり解説してみるのはどうですか?」

と切り出されたのです。

素晴らしい切り口だと思いました。その日のトークイベントのテーマがまさに「医師と患者のすれ違い」で、医師—患者間の言葉の解釈のずれがトラブルにつながる事例を、1時間近くにわたって紹介するものだったからです。

2020年3月頃から、私はさっそく原稿を書き始めました。驚くべきことに、アイデアは

泉のように湧き出してきました。もともと言語に興味のあった私にとって、医学の言葉について考え、誰かに伝えることは途方もなく楽しいことでした。
まさに、他でもない私自身が、ワクワクしながらこの本を読んだ最初の読者だったと言えます。この気持ちが多くの方々に伝わっていれば、と切に願います。

この本を作るにあたり、自分の専門分野から外れた領域の知識について、いろいろとご指導をいただいた各診療科の先生方や、原稿チェックをしてくださった「発信する医師団」の皆さまに感謝申し上げます。
また、計画段階から完成に至るまで、いつも鋭い指摘をくださる編集者の小木田さんに、心から御礼申し上げます。

そして、私の本を購入し、興味を持って読んでくださる全ての読者の方々に、心から感謝の気持ちを伝えたいと思います。
ありがとうございました。

2021年2月

山本健人

参考文献

第1章

＊1―日本版敗血症診療ガイドライン2016
＊2―毎日新聞「コトバ解説『重症』と『重傷』と『重体』の違い」（デジタル版　2011年3月3日）
＊3―『改訂第5版外傷初期診療ガイドラインJATEC』へるす出版
＊4―『エビデンスに基づいた急性膵炎の診療ガイドライン　2015第4版』金原出版
＊5―日本救急医学会・医学用語解説集「ショック」
＊6―『神経症候学　改訂第二版Ⅱ』文光堂
＊7―厚生労働省「新型コロナウイルスの消毒・除菌方法について」
＊8―日本石鹸洗剤工業会「『滅菌・殺菌・除菌・抗菌』などの用語」
＊9―『感染症専門医テキスト 第Ⅰ部解説編』南江堂
＊10―Watson J, et al. Interpreting a covid-19 test result. BMJ. 2020;369:m1808
＊11―Centers for Disease Control and Prevention "Duration of Isolation and Precautions for Adults with COVID-19"
＊12―UpToDate "Coronavirus disease 2019 (COVID-19): Epidemiology, virology, and prevention"
＊13―厚生労働省「新型コロナウイルス感染症の軽症者等に係る宿泊療養及び自宅療養の対象並びに自治体における対応に向けた準備について」に関するQ&Aについて（その3）

第2章

＊1―日本循環器学会「失神の診断・治療ガイドライン（2012年改訂版）」

＊2―日本救急医学会・医学用語解説集「低酸素脳症」

＊3―厚生労働省「先進医療の概要について」

第3章

＊1―日本皮膚科学会 皮膚科Q&A「白癬（水虫・たむしなど）」

＊2―日本眼科学会「目の病気」

＊3―『感染症専門医テキスト 第I部解説編』南江堂

＊4―『肛門疾患（痔核・痔瘻・裂肛）診療ガイドライン2014年版』南江堂

＊5―日本整形外科学会「突き指」

＊6―『腰痛診療ガイドライン2019改訂第2版』南江堂

第6章

＊1―日本救急医学会・医学用語解説集「多臓器障害（MODOS）」

第7章

＊1―CevikM, et al. Virology, transmission, and pathogenesis of SARS-CoV-2. BMJ. 2020;371:m3862.

＊2―厚生労働省 生活習慣病予防のための健康情報サイト e-ヘルスネット「自律神経失調症」

＊3―『慢性便秘症診療ガイドライン２０１７』南江堂
＊4―『炎症性腸疾患（ＩＢＤ）診療ガイドライン２０１６』南江堂
＊5―『慢性腎臓病に対する食事療法基準２０１４年版』東京医学社
＊6―『肝硬変診療ガイドライン２０１５改訂第２版』南江堂
＊7―UpToDate "The common cold in adults: Diagnosis and clinical features"
＊8―UpToDate "Coronavirus disease 2019 (COVID-19) : Clinical features"
＊9―国立感染症研究所「ＳＡＲＳ（重症急性呼吸器症候群）とは」

〈謝辞〉
田中崇洋（医療法人みなとクリニック院長）@surgeon_DrT
どくしょー（整形外科医）@ShoichiroMizuno
ばりすた（脳神経内科医）@bar1star
前田陽平（耳鼻咽喉科医・ひまみみ）@ent_univ_
発信する医師団
（@以下はツイッターアカウント）

著者略歴

山本健人《やまもとたけひと》

医師、医学博士。

二〇一〇年京都大学医学部卒業。外科専門医、消化器病専門医、消化器外科専門医、感染症専門医、がん治療認定医など。

「外科医けいゆう」のペンネームで医療情報サイト「外科医の視点」を運営。

Yahoo!ニュース、時事メディカルなどのウェブメディアで定期連載。

全国各地でボランティア講演なども精力的に行っている。

著書に『医者が教える　正しい病院のかかり方』（幻冬舎新書）、『患者の心得　高齢者とその家族が病院に行く前に知っておくこと』（時事通信社）などがある。

幻冬舎新書 617

がんと癌は違います
知っているようで知らない医学の言葉55

二〇二一年三月二十五日 第一刷発行

著者 山本健人

発行人 志儀保博
編集人 小木田順子
発行所 株式会社 幻冬舎
〒一五一-〇〇五一 東京都渋谷区千駄ヶ谷四-九-七
電話 〇三-五四一一-六二一一(編集)
〇三-五四一一-六二二二(営業)
振替 〇〇一二〇-八-七六七六四三
ブックデザイン 鈴木成一デザイン室
印刷・製本所 株式会社 光邦

Printed in Japan ISBN978-4-344-98619-0 C0295
や-19-2
幻冬舎ホームページアドレス https://www.gentosha.co.jp/
*この本に関するご意見・ご感想をメールでお寄せいただく場合は、comment@gentosha.co.jp まで。

羽鳥隆

外科医の腕は何で決まるのか
がん手術のすべてがわかる

がんになり手術を受けて容体が悪化する人もいれば、順調に快復する人もいる。その違いは何なのか？ 外科医の「腕」が患者に与える影響など、がん手術にまつわるすべてがわかる一冊。

山口仲美

大学教授がガンになってわかったこと

主治医と合わない。抗がん剤をやめたい。セカンドオピニオンがほしい。そんな時どう考えどう振る舞うべきか。「医者にお任せ」ではなく自分で決断する「賢いガン患者」になるための手引き書。

里見清一

医者とはどういう職業か

医学部受験から病院への就職、労働環境、収入、出世、結婚、不倫その他スキャンダル、医療事故とそのリスク、そして名医の条件と将来の医師像まで医者のすべてを説き明かした画期的医師論。

西山耕一郎

誤嚥性肺炎で死にたくなければのど筋トレしなさい

毎年4万人の命を奪う誤嚥性肺炎。原因は40代から始まる、のどの衰え。加齢によって低下する「飲み込む力」を鍛えるためのトレーニングから、誤嚥しにくい食べ物、生活習慣まで徹底解説する！

出口治明
自分の頭で考える日本の論点

「経済成長は必要か」「民主主義は優れた制度か」等、専門家の間でも意見が分かれる22の論点について、著者ならどう判断するかを解説。生きるのに役立つ知識が身につき、本物の思考力も鍛えられる一冊。

奥田昌子
血圧を最速で下げる
老化を防ぐ「血管内皮」の鍛えかた

「減塩すれば血圧は下がる」「少し高いほうが長生きする」「上と下の差が大きければ大丈夫」は全部ウソ！ 30万人を診た医師が血圧を最速で下げる生活習慣を最新研究から明らかにする。

岡田尊司
自閉スペクトラム症
「発達障害」最新の理解と治療革命

自閉スペクトラム症とは自分がなじんだもの以外を受け入れにくい特性のため、生活に支障が出る状態をいう。本書では奇跡を起こす治療法やうまくいく対応のヒントやコツまですべて解説。

中村光博
「駅の子」の闘い
戦争孤児たちの埋もれてきた戦後史

戦争で親を失い路上生活を強いられ、「駅の子」「浮浪児」などと呼ばれた戦争孤児。戦争が終わってから始まった、彼らの壮絶な闘いの日々とは？ 日本中が慟哭したNHKスペシャル、待望の書籍化。

幻冬舎新書

斎藤環
中高年ひきこもり

40〜64歳のひきこもりは推計61万人。家族の孤立、孤独死・生活保護受給者の大量発生等、中高年ひきこもりはいまや日本の重大な社会問題だ。ひきこもりとは何か。何が正しい支援なのか。第一人者が解説。

東京慈恵会医科大学附属病院栄養部
濱裕宣　赤石定典
はじめての減塩

一般的な日本の会社員が一日に摂取するであろう15グラム超の塩分を、どうすれば7〜8グラムに抑えられるか。外食での注意点と、家庭での献立の考え方から味つけまで知恵と工夫が満載の一冊。

奥田昌子
胃腸を最速で強くする
体内の管から考える日本人の健康

「胃痛の原因はストレス」「ヨーグルトで便秘が治る」は間違い！　消化管の病気を抱える日本人は1010万人超。強い消化管をつくるのに欠かせない食事や生活習慣、ストレス対処法を解説。

阪口珠未
老いない体をつくる中国医学入門
決め手は五臓の「腎」の力

中国の伝統医学で、腎臓だけでなく成長・生殖の働きも含み、生命を維持するエネルギーを蓄える重要な臓器である腎。腎の働きを解説しながら、2000年以上の伝統を持つ究極の食養生法を紹介。